本书出版得到深圳市“医疗卫生三名工程”（编号：SZSM20811073）
和深圳市科技计划资助项目抗疫专项（编号：2021009）基金资助

SHENZHENSHI
GONGGONG WEISHENG XINXI GUANLI PINGTAI
SHEJI HE YINGYONG

深圳市
公共卫生信息管理平台
设计和应用

主　编　姚克勤　郑　静　王　爽

副主编　刘　刚　靳淑雁

编　委（接姓氏笔画排序）

马　琳　王云飞　王培坚　王　曦　冯晓奇　刘　轶
孙红燕　孙建伟　李双飞　李克登　李艳玲　李晓萌
吴培凯　邱五七　汪　雪　张庆英　张悦胜　陈晓璇
罗　兵　侯　丽　袁莎莎　高文晖　高忠军　郭立辉
黄瑞梅　蔡云鹏

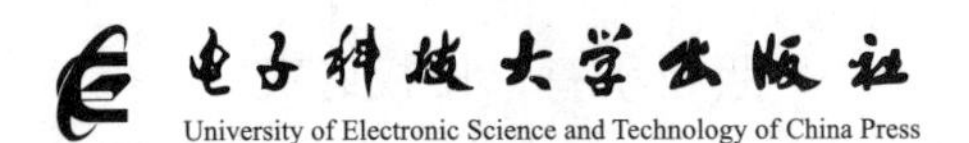

电子科技大学出版社
University of Electronic Science and Technology of China Press

·成都·

图书在版编目（CIP）数据

深圳市公共卫生信息管理平台设计和应用 / 姚克勤，郑静，王爽主编. —成都：电子科技大学出版社，2022.11

ISBN 978-7-5647-9259-6

Ⅰ. ①深… Ⅱ. ①姚… ②郑… ③王… Ⅲ. ①公共卫生－信息管理－研究－深圳 Ⅳ. ①R199.2

中国版本图书馆 CIP 数据核字（2022）第 189873 号

深圳市公共卫生信息管理平台设计和应用

姚克勤　郑　静　王　爽　主编

策划编辑　谢应成　曾　艺
责任编辑　谢应成　曾　艺

出版发行　电子科技大学出版社
　　　　　成都市一环路东一段 159 号电子信息产业大厦九楼　　邮编　610051
主　　页　www.uestcp.com.cn
服务电话　028-83203399
邮购电话　028-83201495

印　　刷　成都市火炬印务有限公司
成品尺寸　185 mm×260 mm
印　　张　11
字　　数　270 千字
版　　次　2022 年 11 月第 1 版
印　　次　2022 年 11 月第 1 次印刷
书　　号　ISBN 978-7-5647-9259-6
定　　价　48.00 元

目　录

第一章 现状与需求分析

第一节 现状描述分析

经过十几年的努力，深圳市卫生健康信息化建设初步搭建了以居民健康档案为核心的区域卫生计生信息化主体框架，基本实现了居民健康档案的汇集和共享，建立了全员人口信息库，能满足医疗、公共卫生、计生基本业务开展需求，打造了一系列辅助管理和决策的信息系统，推广了一批便民惠民应用，制定出台了多种信息标准和规范，在专业化的应用、便捷化的服务、信息标准、信息安全保障、综合管理等方面取得了一定的成效，为深圳市卫生信息化的进一步发展打下了坚实的基础。

一、深圳市公共卫生信息化现状

深圳市现有市级公共卫生机构包括：深圳市疾病预防控制中心（CDC）、深圳市慢性病防治中心、深圳市妇幼保健院、深圳市卫生监督局、深圳市急救中心、深圳市血液中心、深圳市精神卫生中心、深圳市职业病防治院、深圳市健康教育与促进中心、深圳市卫生健康能力建设和继续教育中心、深圳市医疗卫生专业服务中心。

公共卫生业务方面的信息化系统实行全市集中建设，统一了标准规范，系统采用B/S架构，数据集中管理，主要包括以下系统。

（一）卫生监督系统

深圳市建设了卫生监督管理系统，包括一个中心（卫生监督资源中心）、三个平台（数据交换平台、应用技术支撑平台、应用业务支撑平台）、五个核心业务（卫生行政许可审批系统、卫生监督信息系统、卫生行政处罚信息系统、职业卫生监督系统）、三个数据利用系统（公共场所供水管道网络分析系统、卫生监督综合统计分析系统、绩效考核管理系统）、两个对外服务系统（网上登记预审系统、食品台账索证系统）以及一个业务协同系统（卫生部卫生监督信息报告卡采集报送系统）。整个系统为不同用户提供了统一的应用门户，由市区监督机构统一使用，具有在线和离线执法功能，能基本满足当前卫生许可、监督、监测、行政处罚等业务工作的信息化管理。

（二）慢性病管理系统

深圳市建设了慢性病管理信息系统，供市区慢性病管理机构、医疗机构统一使用，具有疾病报告卡统一管理、慢性病筛查、慢性病上报、慢性病审核、慢性病建档、工作任务监督考核、业务数据统计分析等功能，并建立了慢性病管理系统以医院HIS系统和社康中心的数据接口，实现了慢性非传染性疾病（包括脑卒中、肿瘤、急性心肌梗死和心脏性猝死）、性病、结核病、麻风病防治统一管理和健康教育等业务工作的信息化管理。

（三）妇幼保健系统

深圳市建设了妇幼保健管理信息系统，全市具有妇幼保健服务资质的医疗机构和社康中心统一使用，具有孕产妇和儿童保健的全程跟踪功能，实现了孕产妇健康档案管理、产前检查、产后访视、围产保健、儿童保健、统计报表等业务工作的信息化管理。

（四）应急管理系统

深圳市建设了卫生应急平台的应急综合业务应用系统、基于应急平台的应急决策信息资源数据中心、统一的基础应用平台以及应用平台的基础支撑系统，实现了各部门之间的数据共享、流程互动、资源整合，实现应急排班、应急通知、事件处理跟踪等业务工作的信息化管理。

（五）医疗急救系统

深圳市建设了医疗急救信息系统，具有急救接警处置、急救车辆跟踪管理、数据和影像采集功能，实现了呼叫中心、事故处理跟踪、医疗救治资源、GIS 定位、车载 GPS、移动医疗急救等业务工作的信息化管理。

（六）血液管理系统

深圳市建设了血液管理信息系统，具有全市统一的献血、检验、加工、供血及相关耗材管理等血液管理功能，实现了献血档案管理、血液检验和加工、临床用血计划、患者信息管理、血液信息查询、统计分析等业务工作的信息化管理。

（七）精神病防治系统

深圳市建设了精神病防治管理信息系统，具有病人资料管理、工作监督考核、精神卫生宣传、统计报表等功能，初步实现了精神病人的跟踪管理和基本的业务管理。

（八）疾病预防控制系统

深圳市建设了疫情信息网络直报、突发疫情检测信息管理、流管检测、感染性腹泻检测、免疫规划、学生健康监测管理、从业人员健康体检管理等业务系统，将疫情报告、儿童计划免疫接种、学生健康监测计算机网络分别延伸到全市医疗机构、社康中心和学校等各类监测点，初步实现了疾病控制的监测和管理。

（九）体检管理系统

体检管理系统包括干部体检管理系统、从业人员健康体检系统和职业健康体检系统，为不同的用户提供体检方案、体检预约、体检流程管理、体检报告管理、个人健康管理、档案管理、体检数据分析、健康管理网站等功能，并将体检系统与医院的 HIS、LIS 等系统创建数据接口，实现对市民体检信息的管理，方便市民进行体检。

（十）健康教育管理系统

健康教育管理系统包含健康机构 / 对象管理、健教资料、资源中心、健教计划、健教记录、健教评估、交流天地和统计报表功能模块，帮助深圳市健康教育机构进行信息发布，方便市民查阅和接收健康信息。

二、深圳市公共卫生信息化问题分析

深圳市公共卫生信息化建设虽然取得了一定的成绩，但离国家人口健康信息化建设规划的要求，与国内其他先进城市相比还存在明显的差距。

公共卫生业务信息化体系建设不完善，各级公共卫生机构信息化建设尚未实现全覆盖，部分业务工作的开展尚无信息系统或信息系统老旧、不完善；同时，各业务系统之间互联互通存在不足，信息共享和业务联动不充分，缺乏科学化、精细化的管理和考核。

公共卫生信息化建设存在大量的信息“孤岛”和“烟囱”，相关数据只在各自业务范围内单独使用，公共卫生各部门相互之间难以实现信息共享，导致公共卫生机构只能对各项业务实现简单的监控，无法实现全机构的数据共享与协同，严重制约公共卫生机构监管与决策效能。

三、市级公共卫生信息管理平台建设的重要性

根据《深圳市人民政府办公厅关于印发深圳市公共卫生服务强化行动方案的通知》要求，需要建成市级公共卫生信息管理平台，完善各类公共卫生业务管理系统，补齐公共卫生服务体系短板，以信息化推动公共卫生监测与检测数据共建共享和公共卫生体系高质量发展，强化公共卫生服务项目管理和各项便民惠民应用，提升重大疾病联防联控协作水平，提高公共卫生服务水平。推动公共卫生信息便民惠民应用，需要打通居民电子健康档案和医院电子病例数据库，建立医院与社康中心双向转诊信息通道和协同运作通道以及医生与患者之间的信息沟通渠道。为加强学生健康监测，需要将学生体检纳入居民电子健康档案，以此促进学生健康监测信息系统和社区健康服务信息平台联通共享。为达到重大疾病联防联控，需要建立重大疾病、主要健康危险因素和死因等综合监测网络，运用空间流行病学、大数据、云计算和物联网等技术，推动多病种、多因素、多维度联合监测，提高对重点区域、重点人群的疾病防控能力，利用人工智能技术，推动公共卫生监测、分析、预警预测各环节的数字化、网络化、智能化，持续提升重大公共卫生问题研判和应对能力。通过公共卫生信息管理平台的建设，推进市民生命全周期、诊疗全过程的卫生健康信息向居民电子健康档案汇聚，培育以健康医疗大数据为基础的智慧健康服务。

第二节　业务需求分析

一、公共卫生信息管理平台应用支撑需求

全面、准确、及时地掌握卫生相关信息是卫生管理科学决策的基础。公共卫生信息管理平台要具有整合与公共卫生相关信息资源的功能，包括建立公共卫生基础信息库，卫生信息资源共享库，提供公共卫生信息资源共享交换和公共卫生基础服务，实现信息

的快速存取和传递；建立公共卫生大数据平台框架，充分利用大数据技术，通过对数据库中的大量业务数据进行抽取、转换、分析和其他模型化处理，提取辅助决策的关键性信息。运用信息技术、卫生经济学和管理科学知识，加强公共卫生信息资源开发，将信息技术、信息内容和卫生管理决策制度组成一个有机整体，实现对卫生管理相关信息的收集、加工、存储、挖掘、分析和传递功能，为卫生管理提供丰富、快捷、优质的信息服务。

（一）公共卫生业务数据共享交换需求

公共卫生信息管理平台是公共卫生信息资源的统一平台，需要实现公共卫生各机构业务数据交换，并通过卫生健康信息平台，实现与医疗机构、社康中心的业务数据交换，如居民在各区医疗机构就诊的临床诊疗相关信息、社区公共卫生业务中获得的各类疾病管理信息，实现公共卫生信息资源的全面整合。

公共卫生信息管理平台建设中需要包含数据交换平台的建立，为公共卫生平台和外部系统之间提供数据交换服务，包括统一的数据交换和监控管理机制。数据交换平台需要实现与区域平台、国家疾控中心系统及公共卫生业务系统间的信息互通。

（二）公共卫生平台基础服务需求

公共卫生信息管理平台不仅仅是公共卫生资源的中心，也是公共卫生应用服务的中心，要求通过对业务应用进行分析，将具有共性的业务功能封装成多个业务构件而形成，提供覆盖应用开发、运行、管理各个环节的功能和通用服务，使上层应用开发时可以关注自身的特定业务逻辑，同时，还需要考虑事务、缓存、参数、数据访问、业务流程、业务规则等方面的问题，增强平台各类应用的可靠性，提高平台运行维护的效率。

公共卫生信息管理平台需要提供的基础服务主要包括以下方面。

（1）数据整合服务；

（2）数据查询服务；

（3）数据共享服务；

（4）数据统计分析；

（5）业务协同服务；

（6）基础数据管理；

（7）索引服务；

（8）业务规则引擎；

（9）智能提示组件；

（10）单点登录；

（11）注册服务；

（12）数据质量控制；

（13）统一认证与权限管理服务等。

（三）公共卫生大数据支持服务需求

随着信息化的推进，深圳市积累了大量公共卫生行业业务数据，具有体量巨大、数据资源种类繁多、数据价值高、数据处理速度要求高的特点，其中蕴藏大量具有潜在价值的信息。搭建公共卫生大数据平台框架，可以利用大数据要求实时或近乎实时地处理速度的特点，解决传统框架在大数据环境下面临的难题。

搭建公共卫生大数据平台框架需要结合公共卫生原有的业务模式和新的技术发展趋势，梳理公共卫生业务需求，精准把握住数据利用者的需要，通过分析组建完成复杂计算，为用户提供分析结果和预警预测信息，提高相关管理部门科学化的领导决策。

二、公共卫生业务协同需求

公共卫生业务协同需求主要包括以下三个方面。

（1）公共卫生机构与社康中心的业务协同。

（2）公共卫生机构与医院之间的业务协同。

（3）公共卫生机构之间的业务协同。

（一）公共卫生机构与社康中心业务协同

全科医生作为公共卫生服务的基层执行者，可按需了解辖区内居民健康状况，并依据上级公共卫生机构的规范要求开展各项基本公共卫生服务。深圳市正在推进开展家庭医生工作，家庭医生负责对一定数量的人群开展疾病管理和健康管理，形成更为紧密的服务关系，而全科医生是家庭医生的主体，这更加要求全科医生能够全面掌握居民健康信息，逐步承担起社区家庭医生首诊等职责。对全科医生来说，主要包括以下需求。

1．掌握居民健康信息，合理开展基本公共卫生服务

全科医生在进行预防、保健、健康教育、计划生育、医疗、康复等各类社区卫生服务活动时，可以调阅辖区居民的所有健康档案信息，包括历次诊疗信息、公共卫生服务信息（如慢性病随访等），各类信息帮助全科医生更全面地了解居民的健康信息，以辅助其更好地开展社区卫生工作。如全科医生可查阅患者近期到二三级医院就诊的诊断、检验检查等信息，从而更合理地为患者制订康复计划。

2．优化整合工作任务，提升服务效能

全科医生作为公共卫生服务的基层执行者，承担大量基层公共卫生服务职能，如慢性病随访等。全科医生可及时获得辖区居民新增病例等情况，从而进行针对性的服务。如辖区居民在二三级医院就诊后确诊为某慢性病，系统将此信息同步到全科医生工作站，提示全科医生进行后续随访等康复服务。

通过信息化建设社区获取的各类信息可交换到相应上级公共卫生机构（如疾控、妇保、精卫等），系统自动完成公共卫生机构要求的各类报告和表单，无须社区卫生服务中心相关人员进行大量的人工输入，极大地减轻了工作负担，提高了工作效率。

（二）公共卫生机构与医院之间业务协同

公共卫生机构与医院之间业务协同主要是基于健康档案的公共卫生跨专业协同服务等，主要实现公共卫生中重大疾病的连续跟踪服务，实现医防一体化的，针对个人的主动健康管理和健康服务，如许多卫生服务的信息源头是二三级医院，诊疗和随访在基层。

（1）孕产妇：产妇出院后，社区可以开展后续的产妇保健工作。

（2）慢性病：由医疗诊治机构报告发病情况，慢性病中心针对病人报告情况，将数据下发至社区，社区最终对病人进行随访等过程，相关过程产生的各类信息都将归入居民健康档案进行管理。

（3）结核病：由医疗机构诊治，报告发病后，结核管理系统收治，并将数据下发社区服务中心等基层，对病人进行随访等。全程以居民健康档案为中心，同时将产生的数据归入档案，补充完善健康档案。

（4）职业病：职业健康档案需要获取职业卫生相关从业人员在各医疗卫生机构的诊疗、公共卫生服务等信息，进而分析职业卫生从业人员健康状况以及职业病情况等。目前由于信息不通，社区卫生服务人员不能及时获得二三级医院的信息，无法开展高效的卫生服务。

（三）公共卫生机构之间业务协同

1．疾控业务相关协同管理

死因监测协同管理，实现死亡数据与专病管理业务的协同，满足专病管理中病人随访监测的需要。在传染病管理、慢性病管理等专病管理工作中，由于信息常常滞后，导致病人死亡后还进行随访等工作，同时死亡原因和本身疾病的关联性有时难以确认，通过共享死亡数据，能使各专业部门第一时间得到病人转归信息，更有效控制工作质量，满足专病管理和质控的需求。

2．职防院业务相关协同

（1）放射卫生与卫监协同

放射卫生技术服务工作管理系统的数据需与卫生监督部门进行协同，为《放射诊疗许可证》的发放与校验提供依据。

（2）职业病诊断协同

职业病诊断机构负责仲裁劳动者所患疾病是否为职业病，需要综合分析劳动者健康资料、用人单位工作环境资料等，需要安监机构、卫生监督机构、劳动者就诊或体检医疗机构的支持和配合。

（3）职业病危害监测与评价

全市的职业卫生技术服务机构数量、机构人员，以及开展用人单位作业场所职业病危害现状评价和职业病危害因素检测与评价、建设项目职业病危害预评价和控制效果评价的数据来源于各区疾病预防控制中心、各街道预防保健所。

职业病危害监测报告将适应安监部门的管理要求，公开评价报告信息。

（4）职业卫生技术服务报告

职业卫生技术服务个案信息按网络直报要求填报，按国家统一规定程序要求进行网络直报。同时，还应按要求进行纸质报告。职业卫生技术服务工作月报表、年报表以及职业卫生技术服务机构基本情况表均采用纸质报告方式，同时发送电子报表。

具体报告流程为：各职业卫生技术服务机构→辖区职防院中心→市职业病防治院（及区卫生行政部门、区卫生监督所）→市卫生监督局。

（5）中毒监测与疾控

中毒监测需各区疾病预防控制中心和各监测哨点医院提供数据支持。建设化学中毒信息监测协同，对化学中毒信息进行收集和整理。中毒中心负责中毒信息的收集，对基层报送的中毒信息进行审核，并对有意义的中毒信息进行跟踪随访。

3．妇幼业务相关协同

（1）死亡数据协同管理

为了满足疾病控制中心的死因监测工作，需要共享孕产妇死亡、五岁以下儿童死亡、新生儿破伤风的监测数据，其协同流程为：每月市疾控将上述死亡个案反馈给市妇幼保健院，市妇幼信息科将数据下发10个区妇幼保健院进行核查和补漏，每年年末再将全市孕产妇死亡和五岁以下儿童死亡数据导致市疾控。

（2）出生信息协同管理

实现出生信息在相关部门的协同，满足计划免疫、儿童保健等工作的需要。计划免疫、儿童保健的前期数据准备为历年出生的儿童，出生系统中新生儿数据将自动共享给计划免疫和儿童保健系统，使计划免疫应接种人数有了真实的参考，保障本市计划免疫接种率数据可靠、可信，支撑计划免疫基本工作；使儿童保健管理人数确切、真实，达到儿童保健的目标。

（3）母婴艾滋病、梅毒、乙肝阻断项目

全市母婴艾滋病、梅毒、乙肝阻断项目工作与疾控中心以及慢性病中心有交叉，共同承担项目的督导、协调，日常业务工作在辖区有妇幼保健业务的医疗机构开展，各机构依托妇幼信息系统进行数据录入、上报。

4．慢性病协同管理

慢性病协同管理包括高血压、心脑血管、糖尿病、结核病、肿瘤等慢性病，其业务协同核心思路为报告在医院、管理在慢性病中心、服务在社区，即由医疗诊治机构报告发病情况，所属区级慢性病中心针对病人报告情况，将数据下发到社区，社区最终对病人进行随访等过程，相关过程产生的各类信息都将归入居民健康档案进行管理。整个过程需理清业务流程及数据流向，以支撑复杂的跨机构协同应用。

三、公共卫生综合信息管理需求

公共卫生综合信息管理是通过整合公共卫生信息资源，制订公共卫生信息标准，部署通用信息分析工具、信息安全与共享技术支撑环境，实现公共卫生综合管理，实现各部门的互联互通和信息共享，以促进卫生管理部门间的业务协同，提高卫生管理工作效率和决策水平，提高对公共卫生业务管理和决策指挥各项任务实施情况动态监测、宏观调控和科学管理能力，为卫生监督管理单位提供及时、准确、全面的信息，实现对公共卫生管理科学化的技术支撑。

（一）公共卫生业务管理需求

通过对有限的卫生资源进行有效配置，实现卫生工作目标的组织活动，卫生管理行为包括计划、组织、指挥、协调和控制等分类活动。公共卫生业务管理的根本作用是对卫生管理的计划、组织、指挥、协调和控制等管理环节的信息支撑。

公共卫生业务管理包括疾病预防控制、卫生监督、妇幼保健、健康管理、突发公共卫生事件应急指挥。其中疾病预防控制包括传染病、地方病、血吸虫与寄生虫病的发病情况、流行情况、治疗情况的监督和管理；卫生监督是对卫生行政执法状况的监督和管理包括食品卫生、职业卫生、放射卫生等领域被监督单位的基本情况，监督检查的结果、处罚情况等；妇幼保健包括妇女保健、孕产妇保健、儿童保健状况的监督管理；健康管理主要包括对人群健康的管理情况、建档情况、各种疾病病人的健康管理情况、健康教育干预情况等；突发公共卫生事件应急指挥主要包括对突发公共卫生事件的监控和有关信息的采集，如突发传染病发病情况、统计分析，突发卫生事件所造成伤员的医疗救治情况的监督和统计分析。

公共卫生业务管理信息需求如下。

1．疾病预防控制

信息内容：免疫规划、传染病、精神疾病等疾病防控信息、传染病发病率、治愈率。

来源：免疫规划信息系统、传染病信息系统、精神卫生信息系统、传染病业务专项上报系统等，若没有信息系统，需要疾病预防控制中心工作人员采集录入相关信息。

2．健康管理

信息内容：对居民健康的管理，慢性病的情况、人的健康状态、居民健康教育情况等。

来源：社区健康服务信息系统，或者其他基层人员采集录入信息。

3．卫生监督

信息内容：对食品卫生、职业卫生、放射卫生监督管理的监督管理单位的监督检查情况的信息。

来源：卫生监督执法系统，或者卫生监督执法人员录入信息。

4．妇幼保健

信息内容：妇女体检、孕产妇管理系统、儿童保健等内容。

来源：妇幼保健卫生信息系统、社区健康服务信息系统等基层卫生信息系统，或者保健机构和基层人员录入信息。

5．突发公共卫生事件应急指挥

信息内容：突发公共卫生事件监测、信息管理。

来源：疾病预防控制信息系统、紧急医疗救援信息系统，或各级各类医疗卫生机构人员录入信息。

（二）公共卫生绩效考核需求

为了提高全市公共卫生服务质量，规范化公共卫生服务与管理，深圳市卫健委对下级各公共卫生机构、社区健康服务中心等机构进行定期公共卫生服务进行绩效考核。考核业务主要包括居民健康档案、健康教育、0～6 岁儿童健康管理、孕产妇健康管理、重性精神病管理、预防接种管理、传染病及突发公共卫生事件报告和处理、老年人健康管理、慢性病患者健康管理、中医健康服务、卫生监督管理等项目。对各个考核项目从组织管理、资金管理、项目执行、项目效果等方面进行绩效考核，详细内容如下。

1．居民健康档案

组织管理：组织机构、公共卫生管理科、职责分工、计划方案、考核方案、考核与督导、资金发放、人员培训、科室设置、基本设施。

居民档案建立：建档登记、健康反馈、建档率、合格率、更新维护率、档案管理等。

2．健康教育

提供健康教育资料，设置健康教育宣传栏，开展公共健康咨询活动和举办健康知识讲座，组织管理等。

3．0～6 岁儿童健康管理

组织管理：组织机构、制度建设等。

服务能力：人员资质、儿保门诊建设与设备管理、高危儿及体弱儿管理。

建档质量：按要求开展好新生儿访视、满月、3 / 6 / 8 / 12 / 18 / 24 / 30 / 36 个月及 4～6 岁儿童体检服务；开展好相应的辅助检查。

建档与系统管理：新生儿访视率，儿童健康管理率，儿童系统管理率。

4．孕产妇健康管理

组织管理：组织机构，制度建设。

服务能力：人员资质，孕产妇保健门诊建设与设备管理，高危孕产妇管理。

建档质量：按孕周要求进行检查与指导，有孕早、中、晚期产前检查及产后访视记录，开展好相应的辅助检查。

建档与系统管理：产后访视率，孕产妇保健管理率。

5．重性精神病管理

组织管理，服务能力，建档质量，随访质量。

6．预防接种管理

预防接种管理包括儿童人口资料统计，常规报表，年报表，基础管理，冷链管理，儿童预防接种信息系统管理，接种登记与知情告知，预防接种门诊建设和管理，疫苗、注射器管理，安全注射管理，流动儿童管理，查漏补种工作，免疫规划宣传，为适龄儿童免费接种国家免疫规划疫苗，发现、报告预防接种中的疑似异常反应等。

7．传染病及突发公共卫生事件报告

传染病防治：宣传培训，霍乱等重点传染病监测，散发疫情处置等。

突发公共卫生事件报告与处置：组织机构，制度预案，物资储备，网络直报。

艾滋病防治：设立艾滋病防治示范地，开展艾滋病宣传与培训，艾滋病初筛监测等。

8．老年人健康管理

人口信息，健康管理率，健康管理，档案真实性等。

9．慢性病管理

健康管理率，开展健康体检，血糖 / 血压控制率，双向转诊，定期巡诊，随访监测，档案真实性等。

10．中医健康服务

组织管理，服务管理，建档质量，建档数量等。

11．卫生监督协助管理

组织管理：组织机构，工作制度、计划。

食品安全信息报告：食品安全信息报告及协助调查，食品安全知识宣传。

职业卫生咨询指导：可疑职业病患者信息报告，职业卫生宣传教育。

饮用水卫生安全巡查：卫生管理巡查，饮用水卫生安全信息报告，协管单位资料管理，饮用水卫生监督及水质抽检，对供水单位从业人员培训。

学校卫生服务：传染病防控巡防，学校卫生信息报告，协管学校资料管理等。

非法行医（采供血）信息报告：非法行医（采供血）巡防，非法行医（采供血）信息报告，对协管单位（或个人）资料管理等。

公共场所卫生巡查：公共场所卫生巡查，公共场所相关协管信息报告，协助所做好卫生许可审查、生产经营行为卫生监督和组织从业人员进行健康体检和培训，对协管单位资料管理等。

（三）公共卫生监管需求

公共卫生监管需求包括传染性疾病管理业务、慢性病管理业务、精神疾病业务、免疫规划业务、妇女保健业务、儿童保健业务、基本公共卫生服务、卫生监督业务、应急指挥业务进行监管。

1．传染性疾病管理业务监管

对医疗卫生机构传染病防治工作进行监管，包括监管疾病发病及防治等工作。

具体功能包括：预防接种、传染病疫情报告、传染病疫情控制、传染病诊疗质量、消毒隔离制度执行情况、医疗废物处置和病原微生物实验室生物安全的监管。

2．慢性病管理业务监管

对慢性病人群管理开展情况进行统一监管。

具体功能包括：高危人群管理率、慢性病规范管理率、服药率和控制率、慢性病防治宣传教育知晓率、区域慢性病危险因素监测。

3．精神疾病业务监管

对精神疾病人群管理开展情况进行统一监管。

具体功能包括：严重精神障碍患者报告患病率、严重精神障碍患者规范管理率、严重精神障碍疾病患者治疗率、有肇事肇祸倾向的患者管理率、精神病患者纳入新农村合作医疗或城镇职工基本医疗保险救助率、免费药物治疗和免费住院治疗对象管理率、精神疾病防治知识知晓率、患者门诊和住院费用管理、合理制订计划购买药品和数量监管、项目经费使用及管理监管、承担肇事肇祸病人应急处置任务监管。

4．预防接种业务监管

对预防接种工作开展情况进行监测。

具体功能包括：受种者基本信息和疫苗接种信息登记情况、儿童建卡证情况、国家免疫规划疫苗应种人数和实种人数统计和报告情况、第二类疫苗接种统计和报告情况、群体性接种应种接种人数和实种接种人数统计和报告情况、疫苗出入库和损耗报告统计报告情况、国家免疫规划针对传染病监测报告情况、疑似预防接种异常反应监测报告情况。

5．妇女保健业务监管

对妇女保健业务开展情况进行统一监管。

具体功能包括：妇女常见病筛查率、婚前医学检查率、婚前医学检查疾病检出率、孕产妇建卡率、产前检查率、产前出生缺陷筛查率、产前出生缺陷确诊率、产妇艾滋病病毒检测率、产妇梅毒感染率、产妇梅毒检测率、高危产妇占产妇总数的百分比、孕产妇产前筛查高危百分比、剖宫产率、活产数、出生医学证明签发率、出生医学信息报告率、产后访视率、住院分娩率、孕产妇系统管理率、孕产妇死亡数、计划生育手术例数、计划生育手术并发症发生率、再生育技术服务例数。

6．儿童保健业务监管

对儿童保健业务开展情况进行统一监管。

具体功能包括：新生儿访视率、出生性别比、0～6 岁儿童健康管理率、6 个月内婴儿纯母乳喂养率、3 岁以下儿童系统管理率、新生儿苯丙酮尿症筛查率、新生儿甲状腺功能减退症筛查率、新生儿听力筛查率、5 岁以下儿童低体重率、5 岁以下儿童肥胖发生率、5 岁以下儿童生长迟缓率、5 岁以下儿童死亡率。

7．国家基本公共卫生服务项目监管

对市基本公共卫生服务项目开展情况进行统一监管。

具体功能包括：居民电子健康档案建档率、基层医疗卫生服务机构提供的 0～6 岁以下儿童、孕产妇、65 岁及以上老年人、高血压患者、Ⅱ型糖尿病患者、严重精神障碍患者、结核病患者的健康管理，了解健康教育、预防接种服务、传染病和突发公共卫生事件报告和处理、卫生监督协管、中医药健康管理的服务数量。

8．卫生监督业务监管

对卫生监督业务工作开展情况进行监管。

具体功能包括：卫生行政许可受理率、审核率、办理公示率、发证率。食品卫生、环境卫生、学校卫生、饮用水、医疗与妇幼、传染病、放射卫生监管数量，现场采样检测率，行政处罚率、行政处罚来源统计等。

9．应急指挥业务监管

对公共卫生应急指挥工作开展情况进行监管。

具体功能包括：突发公共卫生应急事件数量、地区应急资金统计、应急物资统计、应急队伍统计、专家资源统计、应急资源调度情况统计、突发公共卫生应用事件处理及时率和延误率等。

第二章　总 体 设 计

第一节　总体建设内容

公共卫生信息管理平台总体建设内容主要包括基础资源数据库、基础信息系统、数据共享交换系统、公共卫生业务管理系统、公共卫生绩效考核系统、公共卫生业务监管系统、公共卫生业务协同、公共卫生管理展示系统等方面。

一、基础资源数据库

整合区域内已有公共卫生信息化基础设施相关资源，建成公共卫生资源库，包括并不限于公共卫生信息库、公共卫生资源库、公共卫生标准库、公共卫生指标库。

二、基础信息系统

基础信息系统内容主要包括主索引管理、数据采集管理、数据交换接口管理、基础编码管理、公共卫生大数据支撑系统等，为将来大数据高端智能化应用提供支撑。

三、数据共享交换系统

建设公共卫生业务数据交换、公共卫生平台基础服务功能，实现公共卫生业务机构的数据交换，实现异构数据资源的无缝整合，使各个应用系统能够共享数据、协同整体运转。通过数据共享交换机制，实现公共卫生机构之间的信息共享。

四、公共卫生业务管理系统

公共卫生业务管理系统主要包括实现公共卫生项目管理系统、公共卫生资源可视化管理系统。公共卫生项目管理系统主要包括基本公共卫生项目管理、国家重大公共卫生项目管理、市级重大公共卫生项目管理。公共卫生资源可视化管理系统实现全市公共卫生资源信息进行整理和展现。

五、公共卫生绩效考核系统

公共卫生绩效考核系统主要包括考核指标设定、考核方案管理、考核计划管理、考核流程管理等，从而提高全市公共卫生服务质量，规范化公共卫生服务与管理。

六、公共卫生业务监管系统

公共卫生业务监管系统主要包括突发公共卫生事件预警服务、公共卫生指挥调度系统、公共卫生综合监测系统、统计决策分析等。公共卫生业务监管系统主要实现对公共卫生综合监测，通过对全市公共卫生进行常态的集中管理以及为领导指挥决策与调度控制提供各类资源信息依据，实现突发公共卫生事件预警、公共卫生指挥调度和统计分析。

七、公共卫生业务协同

以《省统筹区域人口健康信息平台应用功能指引》及公共卫生业务协同服务要求为指导，实现公共卫生业务协同、公共卫生项目协同、公共卫生管理协同、公共卫生指挥调度协同，紧密型业务直接通过公共卫生信息平台进行内部协同，松散耦合业务通过区域全民健康信息平台进行业务数据协同。

八、公共卫生管理展示系统

为满足卫生管理层宏观概括了解公共卫生业务全貌的要求，为市级管理处室提供综合呈现各项公共卫生业务关键指标的展示，动态更新指标状况，及时揭示异常情况，配合市级平台完成统一集成，实现统一门户展示。

第二节　总体建设目标

总体目标是通过公共卫生信息管理平台建设，强化三个统筹协调，一是统一公共卫生监测，二是统一公共卫生项目管理，三是统一预警预测和指挥调度，如图 2-1 所示。做到三个协同，一是公共卫生机构与医疗机构间的协同，二是公共卫生机构之间的协同，三是公共卫生机构与居民的供需协同，如图 2-2 所示。

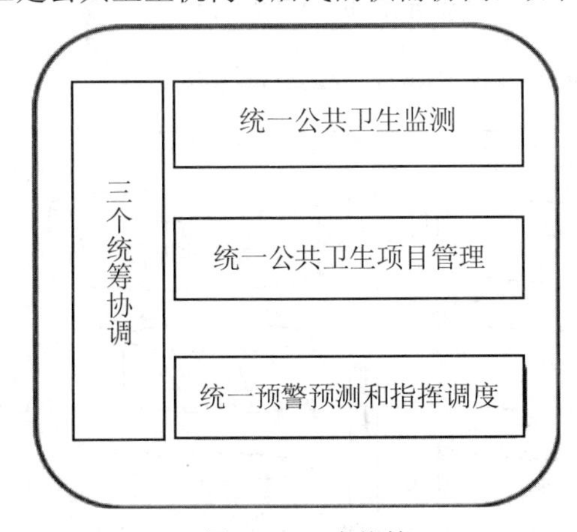

图 2-1　三个统筹

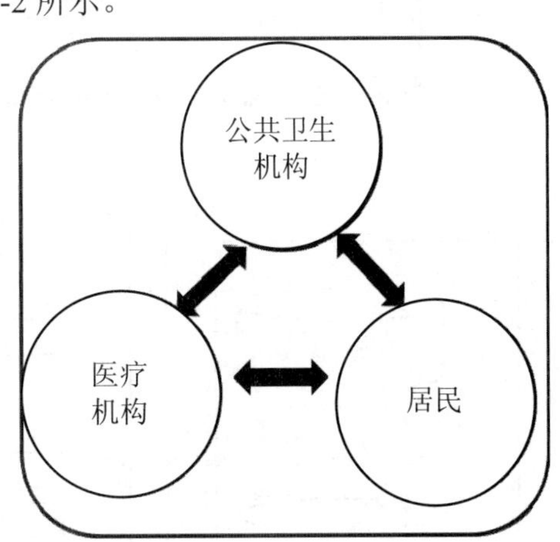

图 2-2　三个协同

按照建设健康中国战略总体部署和深圳市新型智慧城市建设总体要求，以保障人民健康为核心，以大健康预防为主的目标，以构建互联互通、统筹协同的公共卫生信息化平台为目标，加强顶层设计和规划指导，统一相关技术规范和标准，改变条块分割的现状，整合各方力量和资源，消除信息孤岛，实现卫生和健康信息跨区域、跨领域互联互通、共建共享的创新健康服务模式，增强业务监管能力，强化业务协同能力，完善公共卫生惠民服务应用，为建设健康中国、健康深圳提供有力支撑。

第三节 总体设计

一、定位与设计原则

（1）基于深圳市全民健康基础平台，为深圳市全民健康平台的子平台与基础平台在标准与规范上进行独立统一。

（2）本平台不进行具体公共卫生业务操作，主要实现各公共卫生业务间的业务协同，与医院、社区健康服务中心（以下简称社康中心）及其他外部机构之间的数据交换通过全民健康信息平台进行协同互动。

二、总体架构

公共卫生信息管理平台部署直接基于全民健康信息平台的整体部署架构，通过数据接入、数据存储、数据访问和数据利用四层架构，实现数据采集、数据存储到数据利用对整体部署架构进行设计。

三、数据架构

数据架构如图 2-3 所示。

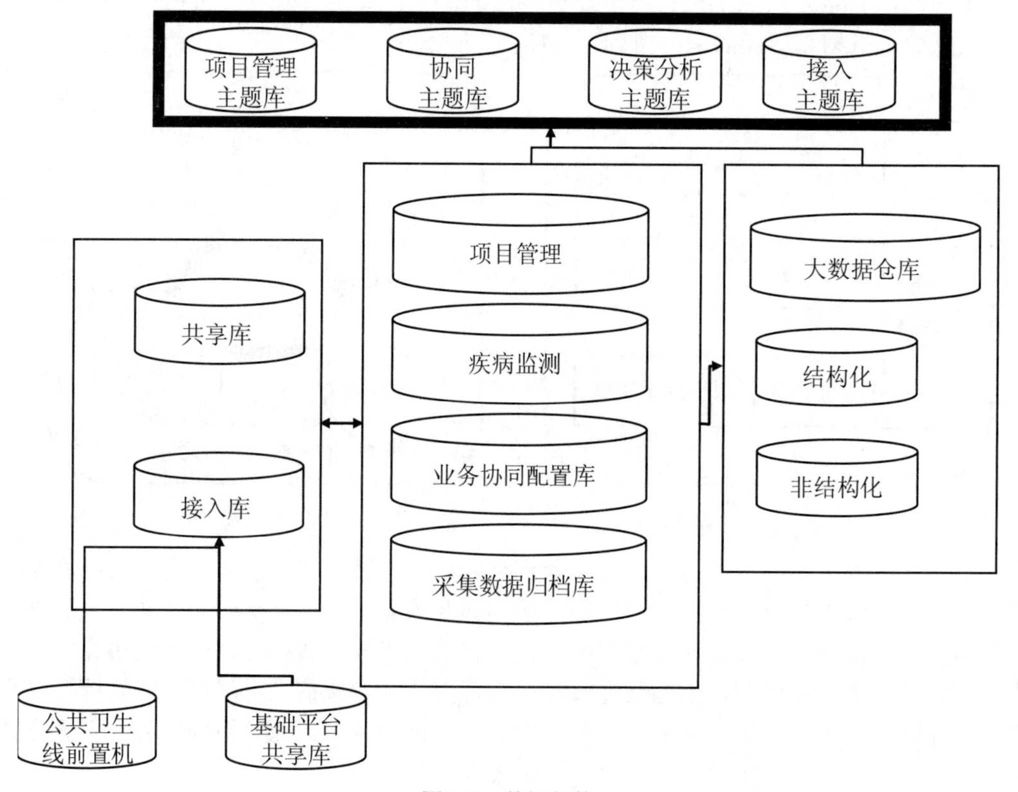

图 2-3 数据架构

（1）通过前置机，将数据采集至接入库中。

（2）将接入库的数据进行归档，进入业务中。

（3）对业务库数据通过批量存储，形成大数据仓库。

（4）通过将大数据仓库的分析及业务库的提取，形成针对修改主题库，用于数据的主题分析。业务数据通过共享库将数据共享至其他条线。

四、技术架构

公共卫生信息平台的架构体系采用面向服务（SOA）+服务总线（ESB）的技术路线，通过基于 SOA 和 ESB 的总体技术架构，为公共卫生信息管理平台及其业务领域应用提供技术支撑。

在基于平台的应用技术架构基础上进行服务和数据的集成。一方面构建卫生信息数据中心，形成基于全民健康信息平台数据总线的数据集成机制，为平台及业务应用提供相应的数据资源服务。平台服务总线提供了一个统一、可靠的服务集成技术基础架构，实现平台从业务系统采集所需的数据以及平台数据中心与业务系统之间数据的灵活交换，消除数据在各个业务系统中由于分散存储而造成的不一致、不完整，实现数据的共享。另一方面采用全民健康信息平台服务总线架构模式，可以避免服务之间端到端的硬绑定和硬连接，实现服务对象和服务提供者的松耦合。公共卫生信息平台自身的应用系统包括基础应用服务和其他平台应用也都通过总线开放和调用服务。通过平台服务总线的服务集成能力为提供平台上层应用和领域内应用间相关交互关联的功能服务提供注册、发布、订阅机制，形成完整而开放的服务组件技术体系。同时，具备对公共卫生信息平台日益增长的数据量、业务协作单位成倍数增长、覆盖范围逐步扩大、应用服务递增的趋势等有应对能力。技术架构设计方案如图 2-4 所示。

1．数据采集交换

平台与外部系统主要依靠批量数据采集和实时数据采集两种方式进行数据交换。批量数据采集主要满足数据时效性要求较低的采集场景，平台利用任务调度组件定时启动采集进程利用 JDBC、http Client 等方式主动采集数据。实时数据采集主要满足数据时效性要求较高的采集场景，平台对外提供 http Server、tcp Server 等数据接收服务被动接收外部系统发送的数据。数据采集交换层利用 data Cache 机制可将待交换数据暂存，直到确认数据到达目的地后才会清理暂存数据，保障数据在交换过程中不丢失。采集交换层提供批量计算、流式计算方式实现数据进行清洗、整合、质量检查等数据处理诉求。平台利用 BPM 组件可将复杂的数据处理步骤可视化编排，降低交换配置的复杂度。Rule Egine 组件可提供可视化规则配置方式实现部分数据计算逻辑。

2．数据资源库

数据资源库采用关系数据库 oracle 及大数据 hadoop 平台存储数据。数据采集交换层将采集的数据存储于关系数据库 ODS 层。ODS 层数据基于 ETL 会定时进行数据整合计算，将计算结果存储于 DW 层。DW 层数据基于 ETL 会定时进行统计或分类计算，将计算结果存储于 DM 层，数据库的 ODS 层和 DW 层还承担以文件形式给 hadoop 提供数据的功能，hadoop 获取到数据后会基于 machine Learning 算法、spark 服务等对数据进行挖掘及科研分析。经过数据资源库进行整合计算后的数据支持以 sql 查询结果、xml 数据格式、文本形式、HL7 CDA 文档等数据形式对外提供数据支持。

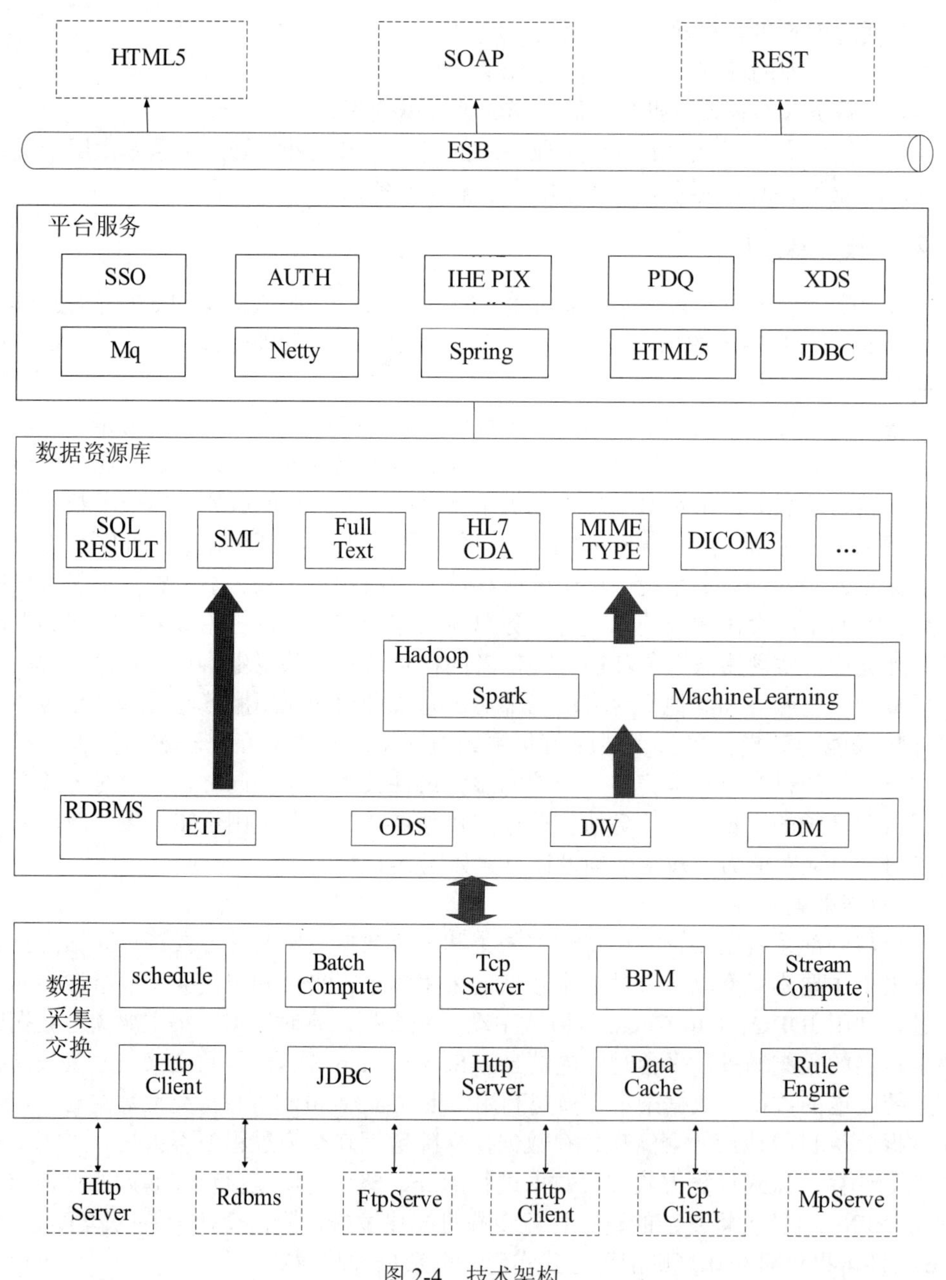

图 2-4　技术架构

3．平台服务

平台服务采用基于 JAVA 语言的 B / S 三层架构进行开发。负责系统逻辑计算的实现，对外提供服务接口，整合到集成层与外部系统进行交互。在遵循 SOA 架构的体系下，应用或服务基于 spring 框架实现，支持弹性扩展。根据应用服务职责不同分两大类，分别为通用服务和平台服务。通用服务为平台各应用提供通信、权限、单点登录等基础通用功能。平台服务实现平台基础业务及基础数据的提供，如，PIX、PDQ、XDS 等基础业务功能。

4．ESB

企业服务总线（ESB）是平台对外服务统一入口，快速、低成本、低风险开放服务、轻量级企业服务集成平台。ESB 可将平台服务以 HTML、SOAP、REST 等形式对外提供。

五、关键技术点

1．WS 服务

全民健康信息平台需要与其他业务应用系统 / 平台、医院信息系统进行可靠的消息或数据传输，根据业务提供消息中间件实现异步、可靠的消息传输功能，实现跨网络、跨机构的消息整合能力。

支持 HTTP、Web Service、RESTful API 等标准服务规范，使得不同应用之间，无论它们所使用的语言、平台或内部协议是什么都可以相互交换数据。其中，Web Service 是自描述、自包含的可用网络模块，可以执行具体的业务功能。Web Service 减少了应用接口的花费，为不同机构、系统之间的交互提供了一个通用机制。

基于 Web 服务协议栈的体系架构来进行建设，如图 2-5 所示。

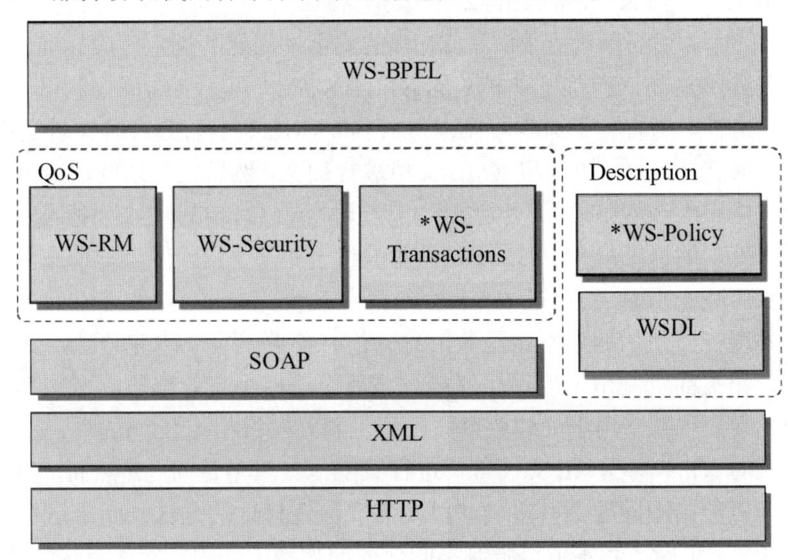

图 2-5　体系架构

栈的最下一层是网络层，当请求者调用一个 Web 服务的时候，应用程序首先生成一条 SOAP 消息，通过网络协议传送到目的地后被 SOAP 服务器解释、路由到服务提供者的服务，处理后的响应信息也以 SOAP 消息的形式通过网络层送还给请求者，这一层使用得最多的是 HTTP 协议。

其上一层是基于 XML 的消息传递层，主要工作协议是 SOAP，它在其中扮演了基于 XML 消息的封装器的角色，包含消息封装、路由、可靠投递和安全性方面的内容。

中间一层主要实现服务在使用之前的服务发现、服务发布和服务描述，通常应用 WSDL 语言来完成。

最顶层是工作流程层，该层的存在弥补了简单的 Web 服务描述语言（Web Service

Description Language，WSDL）的不足，并且支持事务处理，用于业务模型的表示。

2．基于安全 XML 的数据交换

因数据交换过程会大量用到信息和数据的交换，建立一种统一的接口标准是非常必要的。这种接口标准必须满足通用、规范、安全、可扩展的要求。结合 PKI 技术的安全 XML 技术是建立接口标准的有力武器。

（1）XML 是可行的解决数据交换问题的方案

XML（eXtensible Markup Language，可扩展标记语言）无疑就是解决这个问题的一把钥匙。XML 是一种界定文本的简便标准方法，曾经被人们称为“网络上的 ASCII 码”，它使用标记来说明描述的概念，而用属性来控制它们的结构。XML 只关心数据本身，易于被计算机识别，通过解析器（Parser）分解一个个的对象模型（Object Model）供浏览器、商用程序或数据库使用。

XML 的出现给电子商务带来了解决标准问题的方法，各种在 XML 技术基础上建立起来的技术规范纷纷出台，如，Biz Talk、Rosetta Net、cXML、ebXML 等。

（2）XML 技术与 PKI 技术的结合——安全 XML

目前，一些团体正积极投身于解决 XML 的安全性问题和制定相应标准的活动中。其中主要的相关开发是 XML 加密和相关的 XML 签名、“可扩展访问控制语言（XACL）”和相关的“安全性断言标记语言”。XML 加密和 XML 签名就是一种比较实用的技术。

与其他任何文档一样，可以将 XML 文档进行加密，然后安全地发送给一个或多个接收方。如，这是 SSL 或 TLS 的常见功能，但是更令人感兴趣的是如何对同一文档的不同部分进行不同处理的情况。XML 的好处是可以将一整篇 XML 作为一个操作发送，并在本地保存，从而减少了网络通信量。

加密技术现在所做的远远不止隐藏信息。消息摘要确定文本完整性，数字签名支持发送方认证，相关的机制用于确保任何一方日后无法拒绝有效事务。这些都是远程交易必不可少的元素，现在，用于处理整个文档的机制开发得相当好。

有了一般的加密，对 XML 文档整体进行数字化签名不是问题。然而，当需要对文档的不同部分（可能由不同的人）签名，以及需要与选择性的方法一起来这样做时，就会出现困难。也许不可能或者不值得强制不同部分的加密工作由特定人员按特定顺序进行，然而成功地处理文档的不同部分将取决于是否知道这点。此外，由于数字签名断言已经使用了特定专用密钥来认证，所以要小心签名人是以纯文本形式查看文档项的，这可能意味对由于其他原因而加密的部分内容进行了解密。在另一种情况下，作为更大集合中的一部分，可能对已经加密过的数据进行进一步加密。在牵涉单一 XML 文档（可能由一些不同的应用程序和不同的用户处理在工作流序列中使用的 Web 表单或一系列数据）的事务集中考虑的不同可能性越多就越可能看到巨大的潜在复杂性。

XML 语言的强项之一是，搜索是明确的，无二义性的：DTD 或 Schema 提供了相关语法的信息。如果将包括标记在内的文档的一部分作为整体加密，就会丧失搜索与那些标记相关的数据的能力。此外，如果标记本身被加密，那么一旦泄漏，它们将被利用对采用的密码术进行纯文本攻击。

3．ETL

ETL 主要完成数据抽取（Extract）、转换（Transform）、清洗（Cleaning）、装载（Load）的过程。即将分布的、异构数据源中的数据如关系数据、平面数据文件等抽取到临时中间层后进行清洗、转换、集成，最后加载到数据仓库或数据集市中，成为联机分析处理、数据挖掘的基础。

4．ESB

ESB 是应用（服务）集成领域中核心的软件产品，其主要作用是实现现有业务系统间关系的解耦，交互接口的标准化及系统间基于接口调用模式的实时信息交互。如，门户中集成了 OA、待办、邮件等多个系统的信息，当前集成模式是通过直接调用各系统的技术接口获取信息。该情况存在以下方面的问题：第一，门户与各系统点对点集成模式导致耦合度较高，如待办系统更换服务器（IP 地址更换）后门户系统调用待办系统的代码也需调整；第二，门户与各业务系统交互采用的接口类型多样，可能存在 Web Service、DB、eMail、FTP 等多种接口和协议类型，容易导致管理混乱，且多种非标准化的协议应用不利于集成环境的扩展，后续新建系统时可能无法快速与现有环境完全集成；第三，在工作高峰期，门户的访问量剧增，导致挂接在门户的各个业务系统均受影响以及与业务系统的应用效率降低，无法对访问进行管控；第四，点对点集成模式在某个业务流程执行不下去的时候很难判断问题是出在请求发送方还是请求响应方，即缺乏统一的出入口和管理点。

ESB 更像是一个中介，架构于各业务系统之间，所有业务系统间的请求均发送给 ESB，由 ESB 根据请求去调用其他业务系统的接口，根据标准规范约束，可完成接口协议的转换，同时可以对请求的并发以及权限进行控制，基于 ESB 实现集中管控模式的 SOA 化松耦合集成。

5．消息中间件

消息队列为构造以同步或异步方式实现的分布式应用提供了松耦合方法。消息队列的 API 调用被嵌入新的或现存的应用中，通过消息发送到内存或基于磁盘的队列或从它读出而提供信息交换。消息队列可用在应用中以执行多种功能，如，要求服务、交换信息或异步处理等。

中间件是一种独立的系统软件或服务程序，分布式应用系统借助这种软件在不同的技术之间共享资源，管理计算资源和网络通信。它在计算机系统中是一个关键软件，它能实现应用的互联和互操作性，能保证系统的安全、可靠、高效的运行。中间件位于用户应用和操作系统及网络软件之间，它为应用提供了公用的通信手段，并且独立于网络和操作系统。中间件为开发者提供了公用于所有环境的应用程序接口，当应用程序中嵌入其函数调用，它便可利用其运行的特定操作系统和网络环境的功能，为应用执行通信功能。

消息传输中间件简化了各应用之间数据的传输，屏蔽底层异构操作系统和网络平台，提供一致的通信标准和应用开发，确保分布式计算网络环境下可靠的、跨平台的信息传输和数据交换。它基于消息队列的存储-转发机制，并提供特有的异步传输机制，能够在消息传输和异步事务处理时实现应用整合与数据交换。

6．J2EE

平台技术基于 J2EE 体系以及采用 JAVA 语言开发，支持跨平台应用。

J2EE 是主流的技术体系，J2EE 已成为一个工业标准，围绕 J2EE 有众多的厂家和产品，其中不乏优秀的软件产品，合理集成以 J2EE 为标准的软件产品构建本软件平台系统，可以得到较好的稳定性、高可靠性和扩展性。

J2EE 技术的基础是 JAVA 语言，JAVA 语言与平台无关性，保证了基于 J2EE 平台开发的应用系统和支撑环境可以跨平台运行。

J2EE 平台包含有一整套的服务、应用编程接口（API）和协议，可用于开发基于 Web 的分布式应用。它定义了一套标准化、模块化的组件规范；并为这些组件提供了一整套完整的服务以及自动处理应用行为的许多细节，如，安全和多线程。由于 J2EE 构建在 JAVA 2 平台标准版本上（J2SE），因此，它继承了 JAVA 的所有优点——面向对象、跨平台等。

7．B / S 三层架构

采用基于浏览器 / 服务器结构（B / S）技术，实现人口健康信息平台应用系统，采用中间层来适应平台的高并发访问与数据集中存储的技术特点。

在 Browser / App Server / DB Server 三层体系结构下，将复杂的商业逻辑从传统的双层结构（Client-Server）应用模型中分离出来，并提供可伸缩、易于访问、易于管理的方法，可以将多种应用服务分别封装部署于应用服务器，同时增强了应用程序的可用性、安全性、可复用性、可扩展性和可移置性，使用户在管理上所花费的时间最小化，从而实现了便捷、高效、安全、稳定的企业级系统应用，如图 2-6 所示。

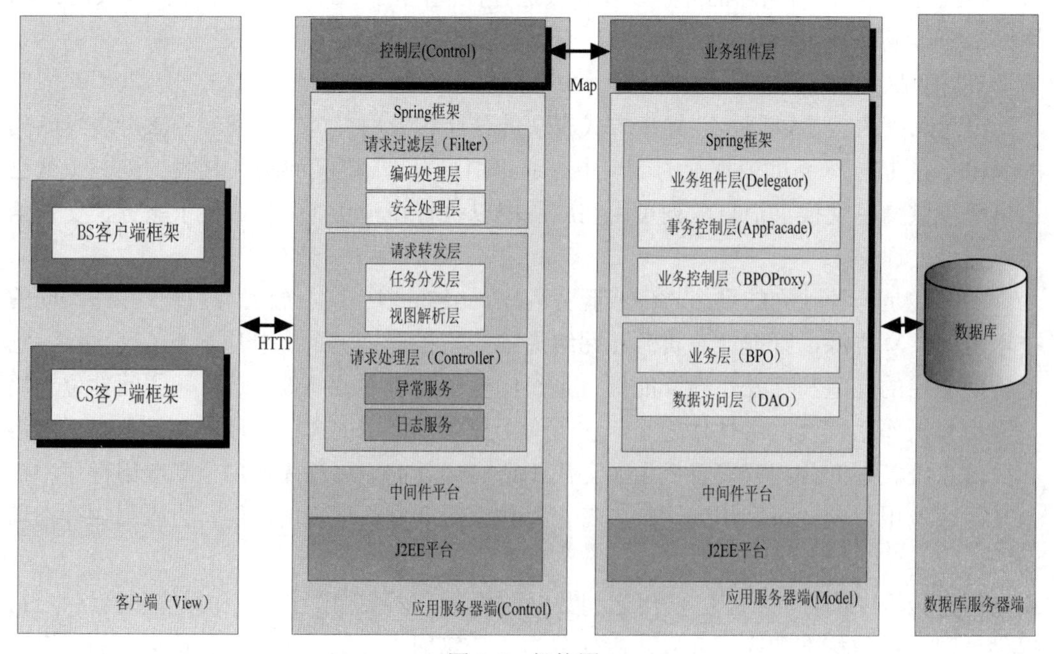

图 2-6　架构图

B / S / S 系统三层技术架构包括用户表现层、控制逻辑层、业务层、持久化层和数据服务层。用户表现层采用浏览器模式，为用户展现一个方便快捷的可视化操作界面，将用户的操作请求通过表现层与系统框架通信的接口传递给控制逻辑层；控制逻辑层对客户端的请求进行协议识别、编码处理、任务分发等处理；业务层进行业务逻辑处理，提供可复用的业务服务；持久化层负责应用程序与数据库之间的数据存取工作；数据服务层负责持久化的业务数据的存储。

8．Spring 框架

Spring 是一个开源框架，是为了解决企业应用程序开发复杂性而创建的。框架的主要优势之一就是其分层架构，分层架构允许使用者选择使用哪一个组件，同时为 J2EE 应用程序开发提供集成的框架。

Spring 框架是一个分层架构，由 7 个定义良好的模块组成。Spring 模块构建在核心容器之上，核心容器定义了创建、配置和管理 bean 的方式。

组成 Spring 框架的每个模块（或组件）都可以单独存在，或者与其他一个或多个模块联合实现。每个模块的功能如下。

（1）核心容器：核心容器提供 Spring 框架的基本功能。核心容器的主要组件是 Bean Factory，它是工厂模式的实现。Bean Factory 使用控制反转（IOC）模式将应用程序的配置和依赖性规范与实际的应用程序代码分开。

（2）Spring 上下文：Spring 上下文是一个配置文件，向 Spring 框架提供上下文信息。Spring 上下文包括企业服务，如，JNDI、EJB、电子邮件、国际化、校验和调度功能。

（3）Spring AOP：通过配置管理特性，Spring AOP 模块直接将编程功能集成到 Spring 框架中。所以，可以很容易地使 Spring 框架管理的任何对象支持 AOP。Spring AOP 模块为基于 Spring 应用程序中的对象提供了事务管理服务。通过使用 Spring AOP，不用依赖 EJB 组件，就可以将声明性事务管理集成到应用程序中。

（4）Spring DAO：JDBC DAO 抽象层提供了有意义的异常层次结构，可用该结构来管理异常处理和不同数据库供应商抛出的错误消息。异常层次结构简化了错误处理，并且极大地降低了需要编写的异常代码数量（如，打开和关闭连接）。Spring DAO 的面向 JDBC 的异常遵从通用的 DAO 异常层次结构。

（5）Spring ORM：Spring 框架插入了若干个 ORM 框架，从而提供了 ORM 的对象关系工具，其中包括 JDO、Hibernate 和 iBatis SQL Map。所有这些都遵从 Spring 的通用事务和 DAO 异常层次结构。

（6）Spring Web 模块：Web 上下文模块建立在应用程序上下文模块之上，为基于 Web 的应用程序提供了上下文。所以，Spring 框架支持与 Jakarta Struts 的集成。Web 模块还简化了处理大部分请求以及将请求参数绑定到域对象的工作。

（7）Spring MVC 框架：MVC 框架是一个全功能的构建 Web 应用程序的 MVC 实现。通过策略接口，MVC 框架变成高度可配置的，MVC 容纳了大量视图技术，其中包括 JSP、Velocity、Tiles、iText 和 POI。

Spring 框架的功能可以用在任何 J2EE 服务器中，大多数功能也适用于不受管理的环境。Spring 的核心要点是：支持不绑定到特定 J2EE 服务的可重用业务和数据访问对象。

毫无疑问，这样的对象可以在不同的J2EE环境（Web或EJB）、独立应用程序、测试环境之间重用。

9．居民身份唯一识别

对患者进行身份唯一性识别是建立集中式个人主索引机制的基础保证。目前各医院对患者的身份识别采用多种方式。

（1）社保卡号。当患者属于社会医疗保险参保对象时采用。

（2）就诊磁卡。当患者不属于社会医疗保险参保对象时采用。

（3）住院编号。当患者住院时，无论患者是否属于社会医疗保险参保对象，医院都将给患者分配一个唯一的住院编号。

仅从技术方案的需求角度考虑，为了实现对患者健康信息的跨区域和跨医院的集中化管理，必须建立医院信息平台和全民健康信息平台中心系统的个人主索引机制。其中能够唯一性识别患者个人的关键字，不可能仅采用某一个现有的外部字段实现，而必须进行若干字段组合的综合分析。

患者身份唯一性识别的主要难点有以下方面。

（1）如何充分利用现有的基础：包括对社保卡卡号、医保卡卡号或身份证号的使用。

（2）实现跨机构的病患身份引用。因为不同机构间的身份标识可能采用不同的方案，如，就诊磁卡和住院编号，通常它的有效范围仅仅是就诊的医院。当一个没有参加社会医疗保险的病患在两家医院间分别就诊时，如何实现身份引用就是一个需要解决的问题。

（3）如何实现跨平台的个人主索引协同：由于涉及全民健康信息平台和医院两级平台的诊疗业务协同联动，从存储角度，全民健康信息平台、医院平台都存在个人主索引信息。所以在上下级平台业务联动过程中，个人的主索引应用将由单级区域扩展到多级跨域的协同应用（如二级平台如何同步和更新）。

10．大数据隐私保护技术

平台数据信息具有非常高的敏感性和隐私性，如果发生泄露及窜改或被非法窃取，将会造成极为严重的影响。系统中的海量数据涉及全社会人群的个人信息安全，在对这部分数据的管理和使用过程中，对安全的防护是极为重要的。

平台拟针对在采集、传输、存储、处理、使用等各个环节中潜在的隐私安全风险进行评估，构建基于角色的访问控制方法（RBAC）来保障底层安全，为用户管理、访问全民健康数据提供支撑；建立覆盖数据全生命周期的数据授权管理机制，包括针对数据的生成权限管理机制，针对数据传输的安全校验机制等。

此外，还将结合对称加密、非对称加密、不可逆加密、掩码、数据漂白等数据脱敏方法，基于数据特征与应用需求，对电话号码、邮政编码、身份证号等隐私字段进行分层次脱敏，确保隐私数据和限制类数据的安全。

第三章 基础资源数据库设计

第一节 功能需求

一、公共卫生信息库

建立以人为核心、以公共卫生为重点的完整的公共卫生信息库。通过主索引，能够关联居民全生命周期中全部公共卫生信息，包括基本公共卫生信息、传染病信息、职业病信息、妇幼保健信息、慢性非传染病信息等各类公共卫生信息，为实现公共卫生信息共享和业务协同奠定基础。

慢性病业务条线信息库：高血压、糖尿病、肿瘤、心脑、性病、结核病、麻风、口腔。

疾控业务条线信息库：学生卫生、传染病、食源性、死因、环境监测、食品安全监测、虫媒监测、计划免疫。

精神卫生业务条线信息库：严重精神障碍患者管理信息。

职业病防治业务条线信息库：职业病防治管理信息。

妇幼保健业务条线信息库：妇女保健业务管理信息、儿童保健业务管理信息。

卫生监督业务条线信息库：卫生监督业务数据。

二、公共卫生资源数据库

公共卫生资源数据库包含公共卫生机构资源库、公共卫生服务对象数据库、公共卫生知识数据库。

三、公共卫生标准库

公共卫生标准库包含公共卫生项目标准、公共卫生绩效考核标准、公共卫生监管标准。

四、公共卫生指标库

公共卫生指标库包含业务指标、工作量化指标、质量控制指标。

第二节 总体结构

公共卫生信息管理平台的基础资源数据库设计总体结构如图 3-1 所示。

- 基础资源数据库
  - 公共卫生信息库
    - 基本公共卫生信息
    - 疾控业务（传染病、学生卫生、食源性、死亡、计划免疫……）
    - 慢病业务（高血压、糖尿病、肿瘤、性病、结核病、麻风病……）
    - 妇幼保健业务（孕产妇保健管理、0～6 岁儿童保健管理……）
    - 精神卫生业务
    - 职业病防治业务
    - 健康教育与促进业务
  - 公共卫生资源数据库
    - 公共卫生机构资源库 • 机构及服务提供者个人基本信息和从业相关信息
    - 公共卫生服务对象数据库 • 全市公共卫生服务与管理对象的信息资源
    - 公共卫生知识数据库 • 业务工作指标、服务与管理标准、文献资料等
  - 公共卫生标准库
    - 公共卫生项目标准
    - 公共卫生监督标准
    - 公共卫生绩效考核标准
  - 公共卫生指标库
    - 业务指标
    - 工作量化指标
    - 质量控制指标

图 3-1　总体结构

第三节　公共卫生信息库

一、慢性病业务条线信息库

（一）数据集概述

数据来源慢性病系统，目标是实现与区级平台、医疗机构的互联互通和业务协同，通过统一的数据交换平台进行数据交换共享，避免基层重复报告。

数据总体包含以下内容。

（1）高血压：高血压报告卡表、高血压建档信息表、高血压随访表。

（2）糖尿病：糖尿病报告卡表、糖尿病建档信息表、糖尿病随访表。

（3）肿瘤：肿瘤心脑患者基本信息、肿瘤报告卡信息、肿瘤随访卡、心脑疾病报告卡。

（4）性病：梅毒报告卡、淋病（登记）报告卡、尖锐湿疣报告卡、生殖器疱疹报告、生殖道沙眼衣原体感染报告卡。

（5）结核病：结核病疑似报告卡、结核病治疗卡、结核病用药信息。

（6）麻风病：麻风病报告卡、麻风病报告卡的主诉关联表、麻风病疑似病人诊断表。

（7）口腔：窝沟封闭管理、窝沟封闭治疗、龋齿管理、龋齿治疗。

（8）健康教育管理：健康教育活动上报表。

（二）数据采集流程

慢性病系统根据采集标准把标准化的数据同步到采集前置机，从前置机抽取至基础平台，再抽取至公共卫生平台，保证基础平台和公共卫生平台数据的一致性如图 3-2 所示。

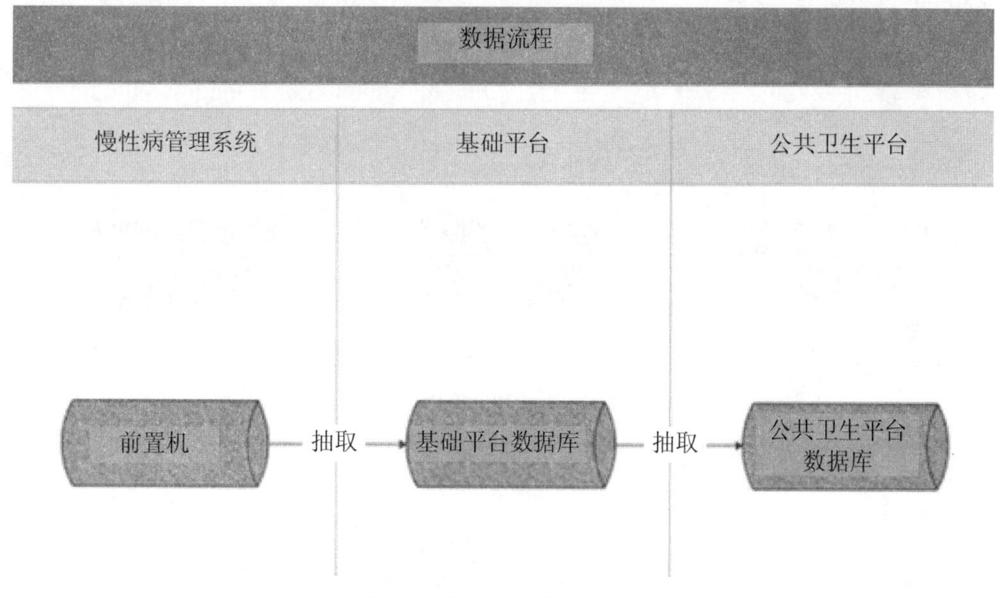

图 3-2　慢性病数据采集流程

二、疾控业务条线信息库

（一）数据集概述

数据来源于疾控系统，目标是实现与区级平台、医疗机构的互联互通和业务协同，通过统一的数据交换平台进行数据交换共享，避免基层重复报告。

数据总体包含以下内容。

（1）学生体检：学生基本信息数据、学生体检数据、学生症状监测数据、脊柱侧弯信息、视力筛查信息。

（2）食源性疾病：食源性疾病数据。

（3）传染病管理：传染病报告数据。

（4）死因监测信息：死因监测数据。

（5）预防接种信息：儿童免疫接种基本信息表、儿童免疫接种信息表、儿童传染病史表、儿童免疫禁忌证表、AEFI 记录页、国家疫苗编码对照表。

（二）数据采集流程

疾控系统根据采集标准把标准化的数据同步到采集前置机，从前置机抽取至基础平台，再抽取至公共卫生平台，保证基础平台和公共卫生平台数据的一致性，如图 3-3 所示。

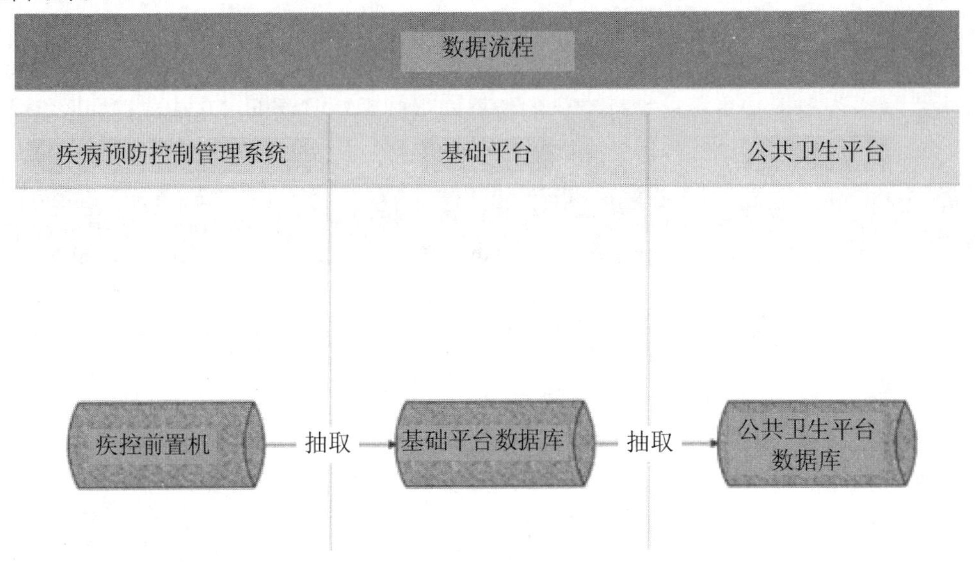

图 3-3　疾控数据采集流程

三、精神卫生业务条线信息库

（一）数据集概述

数据来源于深圳市精神卫生防治管理系统（以下简称精防系统），目标是实现与区级平台、医疗机构的互联互通和业务协同，通过统一的数据交换平台进行数据交换共享，避免基层重复报告。

精神卫生业务条线信息库包含精神障碍患者健康体检表、严重精神障碍患者报告卡、严重精神障碍应急处置记录单、严重精神障碍患者出院信息单、严重精神障碍患者随访服务记录表、居民个人健康档案-个人基本信息表、严重精神障碍患者建档居民服药数据、疑似严重精神障碍患者居民信息数据、严重精神障碍患者建档居民监护人补贴信息数据等。

（二）数据采集流程

系统根据采集标准把标准化的数据同步到采集前置机，从前置机抽取至基础平台，再抽取至公共卫生平台，保证基础平台和公共卫生平台数据的一致性，数据采集流程如图 3-4 所示。

四、职业病防治业务条线信息库

（一）数据集概述

职业病防治管理系统（以下简称职防系统）数据来源于职防系统，目标是实现与区级平台、医疗机构的互联互通和业务协同，通过统一的数据交换平台进行数据交换共享，避免基层重复报告。

职业病防治业务条线信息库包括职业病诊断数据、疑似职业病、职业禁忌证、放射卫生人员变动数据、放射卫生日常防护检测委托、中毒咨询信息、病理毒理染色体报告单、职业病危害因素检测合同、职业病危害因素检测等。

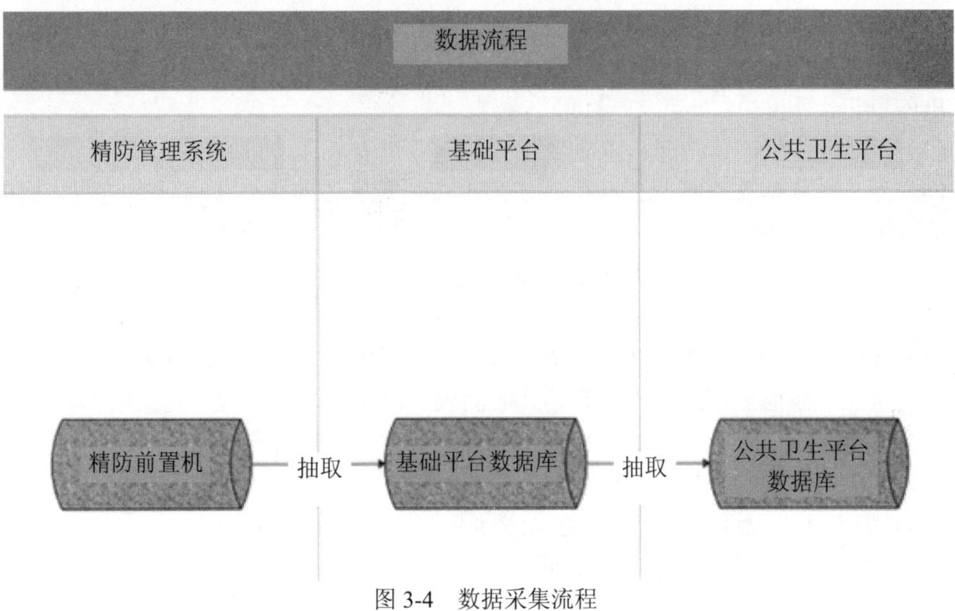

图 3-4　数据采集流程

（二）数据采集流程

根据采集标准把标准化的数据同步到采集前置机，从前置机抽取至基础平台，再抽取至公共卫生平台，保证基础平台和公共卫生平台数据的一致性，如图 3-5 所示。

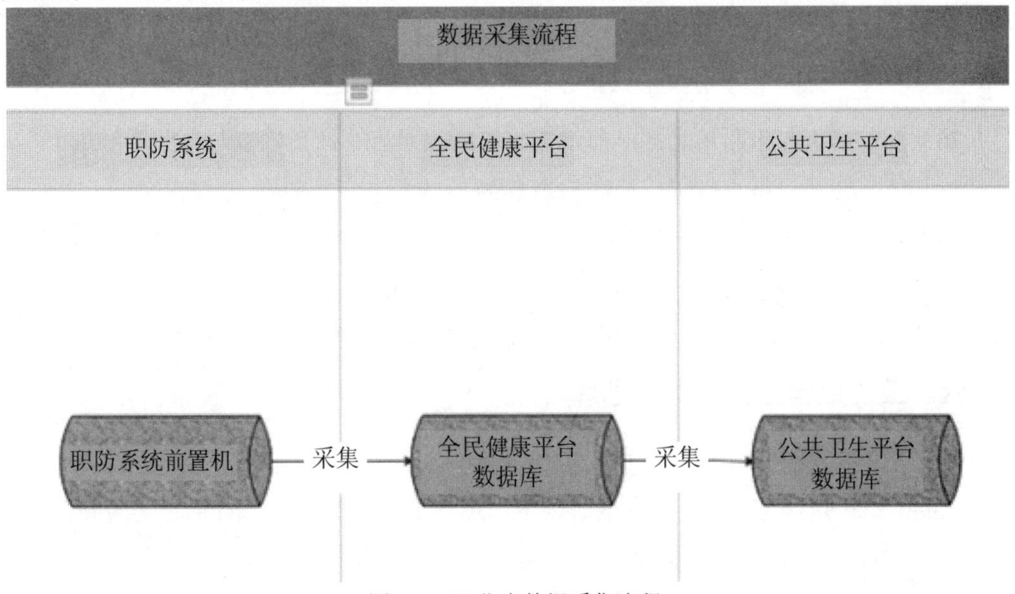

图 3-5　职业病数据采集流程

五、妇幼保健业务条线信息库

（一）数据集概述

数据来源于妇幼系统，目标是实现与区级平台、医疗机构的互联互通和业务协同，通过统一的数据交换平台进行数据交换共享，避免基层重复报告。

（1）儿童基本信息：儿童基本情况信息表。

（2）出生医学证明：出生医学证明表、出生医学证明证件入库登记、出生医学证明证件出库登记。

（3）危重新生儿转运信息：危重新生儿转运登记表。

（4）新生儿疾病筛查信息：新生儿疾病筛查记录表、新生儿疾病筛查随访督促表、42天听力阳性复查报告卡。

（5）儿童健康体检信息：儿童健康体检登记表、儿童体检询问记录表、儿童体格检查记录表、周岁小结表、矫治记录表。

（6）体弱儿童管理信息：体弱儿童管理记录表、体弱儿童随诊信息表。

（7）出生缺陷监测信息：出生缺陷儿监测表、出生缺陷儿和残疾儿童报告表。

（8）儿童（小于等于五岁）死亡报告信息：儿童死亡报告卡表。

（9）新生儿访视：新生儿访视基本信息表、新生儿访视记录表。

（10）妇女基本信息：妇女基本情况信息表。

（11）婚前保健服务基本信息：婚前医学检查信息表。

（12）妇女病普查信息：妇科检查卡表、妇科检查记录表、妇科普查恶性肿瘤个案表。

（13）计划生育服务信息：计划生育服务记录表。

（14）孕产妇管理信息：孕卡信息表、产前信息表、孕妇产检情况表、第1次产前随访信息表、第2～5次产前随访信息表、分娩记录表、产后访视基本信息表、产后访视记录表、产后42天健康检查信息表。

（15）重点孕妇转诊信息：重点孕妇转诊单、重点孕妇随访登记表、重点孕妇随访明细表。

（16）产前筛查与诊断信息：产前筛查与诊断记录表、产前筛查与诊断明细表。

（17）孕产妇死亡报告：孕产妇死亡报告卡表。

（二）数据采集流程

妇幼系统根据采集标准把标准化的数据同步到采集前置机，从前置机抽取至基础平台，再抽取至公共卫生平台，保证基础平台和公共卫生平台数据的一致性。

六、卫生监督业务条线信息库

（一）数据集概述

本数据来源于卫生监督管理系统（以下简称“卫监系统”），目标是实现与区级平台、医疗机构的互联互通和业务协同，通过统一的数据交换平台进行数据交换共享，避免基层重复报告。

卫生监督业务条线信息库包括建设项目卫生审查、公共场所被监督单位、生活饮用水被监督单位、涉水产品信息、消毒产品被监督单位、学校卫生被监督单位、职业健康检查、职业病诊断和放射诊疗技术服务机构被监督单位、放射诊疗被监督单位、监督检查、医疗卫生被监督单位、餐饮具集中消毒被监督单位、血液安全被监督单位、无证单位（个人）信息、传染病防治被监督单位信息、部门、人员数据、双公示-行政许可信息、双公示-行政处罚信息、医生、护士、不良计分等，妇幼数据采集流程如图 3-6 所示。

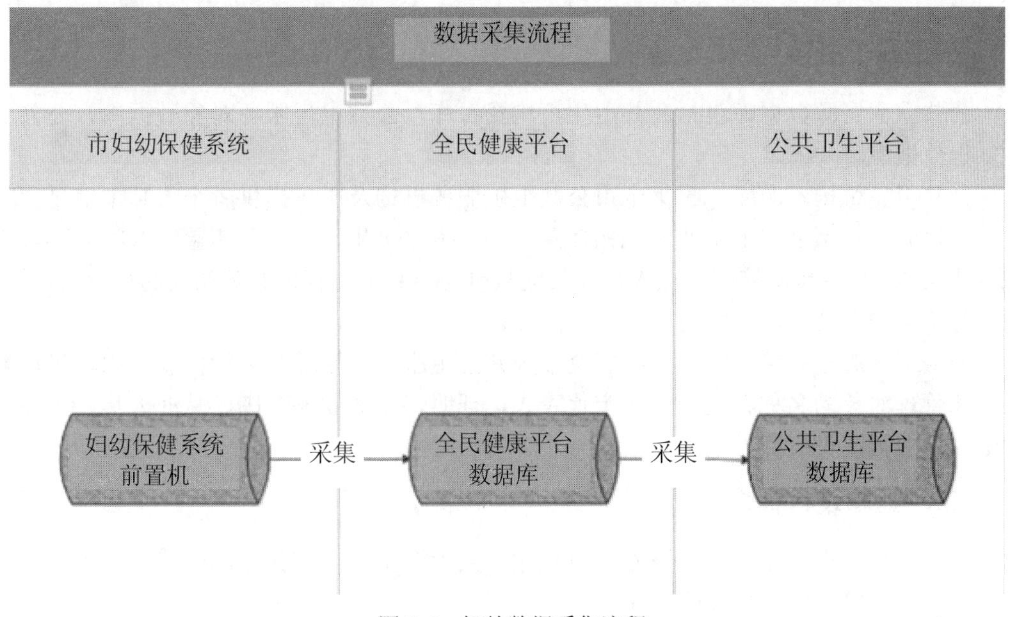

图 3-6　妇幼数据采集流程

（二）数据采集流程

卫监系统根据采集标准把标准化的数据同步到采集前置机，从前置机抽取至基础平台，再抽取至公共卫生平台，保证基础平台和公共卫生平台数据的一致性，如图 3-7 所示。

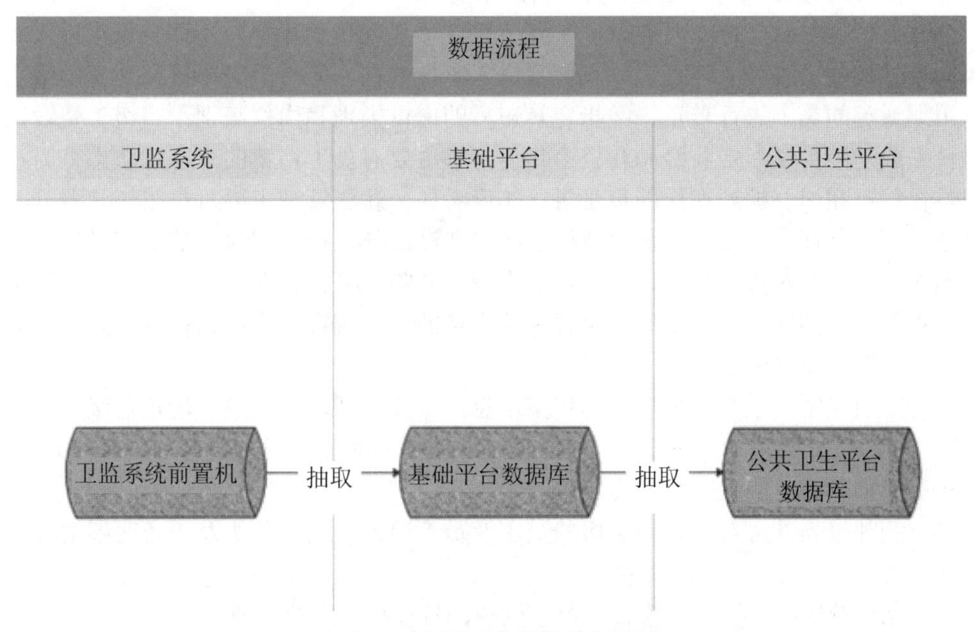

图 3-7　卫监系统数据采集流程

第四节　公共卫生资源数据库

一、需求概述

公共卫生资源数据库包括公共卫生机构资源库、公共卫生服务对象数据库、公共卫生知识数据库。

公共卫生机构资源库：收集全市公共卫生服务机构及服务提供者个人基本信息和从业相关信息，包括公共卫生业务机构信息、公共卫生医生、护士、实验室医师、医学影像专业人员、疾病预防控制专业人员及其他从事与公共卫生管理服务相关的从业人员等，内容包括医护人员年龄、性别、职称、科室等。

公共卫生服务对象数据库：收集全市公共卫生服务与管理对象的信息资源，包括被服务和管理对象的名称、地址、法定代表人、证照、服务业务范围、从业人员、主要职业健康危险因素等信息。

二、基本设计概念

针对客户重点关注的人力资源，单独建立人力资源系统，其他部分建立资源管理系统，对服务对象、财、物进行管理。

（一）人力资源系统

（1）系统预警：主要实现对员工合同到期预警和退休人员到期预警。

（2）薪资标准：主要实现对事业单位人员的专业技术岗位、管理岗位、工勤技能岗位三个岗位类别的员工配置岗位工资和薪级工资。

（3）人员管理：分为 7 子模块，入编入职主要是实现对本单位不同身份，进入本单位不同形式的员工进行入编入职，入职后进入审批流程，等待上级审核；转正定级主要对试用期通过的员工进行转正，并指定转正后的岗位类别和岗位级别；定级工资设定主要对转正成功的员工指定薪级和薪资；年度考核主要对员工档案的“在职状态”为在编在岗、在编不在岗、编外在岗的员工进行年度考核；薪资管理主要对员工正常晋升、岗位聘任、职务聘任、年度考核通过及岗位级别变动或外事业单位调入的员工进行薪资调整；出编管理主要对员工辞职、解除劳动合同、开除、死亡、调出、退休、其他等进行登记并更新员工档案，并可实现本单位退休人员的信息进行查询；岗位管理则包含人员岗位信息、岗位调整认定。

（4）人员档案：主要管理员工的档案信息，主要包括基本信息、转正定级、年度考核、岗位调整、交流调动、离职记录等信息。员工信息有变更时，会自动更新档案信息，并可实现对员工档案信息进行修改操作。

（5）统计报表：可对本机构定级的员工及员工岗位级别、薪级及工资明细情况等进行统计。

（6）系统管理：包括对权限、角色、机构、科室和用户的管理。

（二）资源管理系统

资源管理系统主要包含资源管理和知识管理两大模块。

1．资源管理模块

资源管理模块包含资源浏览、资源统计、资源目录维护和资源变动一览四大部分。

（1）资源浏览：可以看到应急资源目录，点击各个资源目录，可以在资源列表中看到权限允许下的各种资源。

（2）资源统计：用户可以点击资源目录或使用资源列表中的查询功能，查看资源信息。资源信息除了在资源列表框中显示外还会在右边的统计界面显示出来，分别点击“按区域统计”“按机构统计”“按目录统计”可以得到不同类型的统计信息。每个类型统计的界面中都有“饼状图”和“柱状图”两个显示类型。

（3）资源目录维护：可对目录进行更改，包括新增、删除等。

（4）资源变动一栏：可查看变动资源信息。

2．知识管理模块

知识管理模块包含知识管理和外部知识库管理。

（1）知识管理：显示预案知识库列表信息，可对预案知识资源进行“新增”“发布”“修改”“删除”和“查看详情”操作。

（2）外部知识库管理：通过输入链接的名称和地址，完成外部知识库的链接。

第五节　公共卫生标准库

公共卫生标准库包括并不限于公共卫生项目标准、公共卫生监管标准、公共卫生绩效考核标准等，通过各项标准的规范，以提供数据的统一传输与采集的依据。

第六节　公共卫生指标库

对业务指标、工作量化指标、质量控制指标等各项指标的计算公式及说明进行管理，建立深圳市统一化的公共卫生综合指标管理体系，实现指标的动态管理，包括疾病预防控制管理、慢性病防治管理、精神卫生防治管理、妇幼保健管理、职业病防治管理、健康促进与教育管理、专题数据统计分析与决策管理等相关指标，为公共卫生处管理人员提供综合管理数据支撑。

第四章　基础信息系统

第一节　功 能 需 求

基础信息系统是公共卫生信息管理平台的基础，也是整个项目的核心。基础信息系统建设内容主要包括主索引管理、数据采集管理、数据交换接口管理、基础编码管理、公共卫生大数据支撑系统等，为将来公共卫生领域的大数据高端智能化应用提供支撑。

一、主索引管理

患者个人健康信息的识别基于统一的患者身份识别主索引（MPI），由平台提供统一的注册服务和主索引服务，实现各医疗机构、公共卫生机构间的统一患者身份注册、识别验证和更新维护，以支持区域医疗卫生服务的流程优化。

二、数据交换管理

（一）数据采集

要求支持从公共卫生专题库、各公共卫生机构信息系统、市级全民健康信息平台数据中心相关的底层数据资源采集整合功能，支持数据的实时采集与定时抽取，实时采集采用 webservice 接口模式实现，定时抽取通过 ETL 服务组件实现。

（二）数据交换

要求建立基于企业服务总线（ESB）的双向信息交互的数据交换机制，建立以消息、队列的机制建立接入端和中心端的数据传输通道以满足应用对公共卫生数据交换的各类需求，如，异步的数据交换需要、可靠的数据传递等，因为中心端一方面连接了接入端，另一方面还有外部系统连接的任务，因此消息传输的实现目标必须在能够实现各类不同的系统间的信息通信。具体包括服务请求方、消息中间件、服务提供方等。

（三）数据质控

数据是所有上层应用的基础，数据质量的好坏将直接影响应用系统的使用效果，因此是否可以成功地实现数据质量的控制，保证数据的质量是一个非常关键的建设内容。公共卫生平台基于目前全民健康信息平台数据交换与管理的要求，在数据采集的基础上实现对各机构来源数据的质量分析与控制，形成对数据规范性、完整性、一致性、及时性的分级量化评估，并按照地市 / 区县、机构、居民个人等维度对评估结果进行展示与结果反馈，推动全市对数据质量问题的发现与解决，为公共卫生平台提供优良、精准、有效、实用的数据，包括并不限于数据质量评价、数据质量指标、数据质量展示与反馈。

（四）数据共享

数据共享与目前市级平台已实现的调阅服务均侧重于对数据在不同机构、不同系统之间的共享利用，数据共享直接以数据对接的形式实现，而调阅服务则侧重于以服务的形式实现。

三、基础编码管理

标准编码管理对所有的公共卫生行业知识使用适当编码数据化，进行统一管理、统一应用。实现公共卫生行业知识基础编码的规范管理，确立编码结构、管理规则及在应用中的运用等方面，形成对行业应用和数据交换的支撑，为系统集成、资源整合、信息共享提供基础。功能包括编码管理、编码数据与应用系统编码的同步、应用系统运用方式等。

标准管理是维护系统涉及的各类国家标准，保持系统与国家标准的同步，可从系统内对国家发布的各类标准进行订阅下载，不同类型的机构可以操作维护不同类型的标准，并支持医院本地编码与标准编码的比对，确保本地各类规则、标准与国家实时同步。

四、统一服务管理

统一服务管理需要包括并不限于服务适配、服务注册、服务目录管理、服务发布、服务运营管理功能。

五、公共卫生大数据支撑

（一）大数据采集

提供大数据采集功能，根据科研应用需求从核心数据区中精准抽提目标信息，建立一体化的任务流程，包括任务分析、任务创建、提交与分发、采集流程的规划、数据格式的转换等，保证采集数据完整性及准确性，自动识别数据源类型并适配相应的采集方式，实现大数据采集的高性能、高扩展及高可靠性。

（二）大数据存储

大数据支撑平台将对接核心数据区，并针对科研目标采集部分数据形成符合科研需求的应用数据集。为了满足用户在科研过程中灵活适用健康数据的高速查询、调用等应用需求，大数据支撑平台将依托底层 hadoop 平台提供多种安全存储能力，包括 HDFS（分布式文件系统）、Hive（分布式数据仓库）、HBase（列式数据库）等数据存储形式。数据采集后存储于 hadoop 平台中，大数据支撑平台支持对不同存储形式进行管理，以适应不同科研应用场景。

（三）大数据治理

公共卫生平台将对接公共卫生机构、公共卫生信息、计生信息等数据并进行初步的清洗、加工，但由于清洗后的数据还无法完全满足医学科研等具体应用对数据质量的要求，公共卫生平台提供数据治理能力，为深圳卫健委、医学科研团队等用户提供优质科研数据。

（四）大数据管控

大数据资产管控主要提供数据源管理、数据资源目录管理、安全审批管理、权限管理、统一监控、数据热度分析、数据血缘追溯等业务功能。

（五）大数据分析支撑

实现对医疗大数据分析挖掘的应用支撑，在具体功能上，将通过集成一系列挖掘工具、数据挖掘算法，构建为数据分析人员挖掘数据资产价值的专用分析空间，提供个人空间的数据、工具、工作流、测试等可配置环境。

（六）大数据服务

大数据支撑平台将提供大数据服务能力，提供共享访问控制、开放资源目录服务、数据服务、API 接口池等功能。用户可通过大数据服务快速发现高质量的目标数据资产，通过 API 接口等方式调用、在线读取全民健康大数据资产，并进行数据分析挖掘，充分释放数据价值。

（七）大数据安全防护

通过建设提升大数据安全防护能力，保障大数据支撑平台中数据的安全性、正确性、保密性，通过提供访问控制管理、数据加密脱敏等能力，防止数据外泄、数据误操作以及隐私泄露等。

第二节　总体结构

公共卫生信息管理平台的基础信息系统主要包括主索引管理、数据采集管理、基础编码管理、统一服务管理、公共卫生大数据支撑等模块，总体结构如图 4-1 所示。

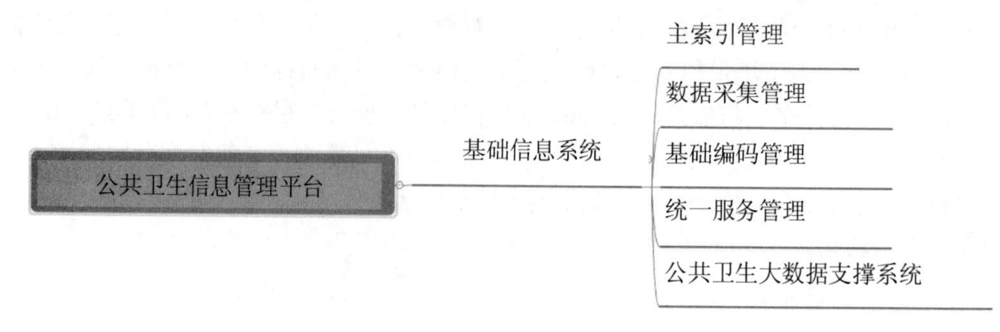

图 4-1　基础信息系统总体结构

第三节　主索引管理

一、功能概述

在进行医疗信息共享时的一个重要问题就是如何识别不同医疗信息系统中的相同病人。为解决这一问题，IHE（Integrating Healthcare Enterprise）提出了“Patient Identifier Cross-referencing（PIX）”集成规范，它通过建立病人标识号间的交叉索引的方法来实现对不同医疗信息系统中相同病人的关联。

主索引管理平台是实现区域内居民信息统一识别的信息管理系统。基于主索引管理平台可实现对跨域的居民信息统一注册管理，可应用交叉索引功能获取其他标识域的居民索引信息。还可以通过跨域主索引查询已注册的不同域居民信息。居民身份主索引是平台建设的基础，对外部应用系统提供交叉索引服务，满足不同业务系统之间索引互认需求，实现全民健康信息化整体建设中各类平台 / 系统对患者身份的唯一识别提供技术支撑。同时，系统提供索引管理服务功能，使用户能直观、清晰地了解索引建设、生成、匹配的情况。

居民主索引管理平台实现不同标识域居民信息的汇聚整合以及居民标识的交叉索引，以形成居民全局的唯一身份识别，所辖居民电子健康档案系统及其他业务服务系统可通过主索引平台提交注册居民身份信息，同时也可从平台获取和使用居民跨域主索引与身份信息。主索引管理平台业务模型如图 4-2 所示。

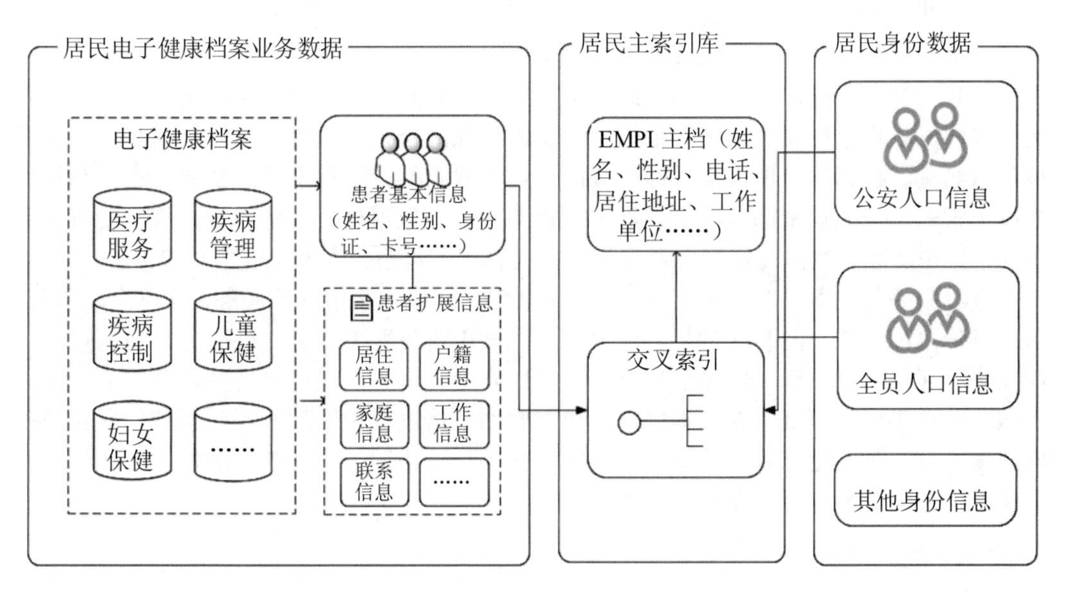

图 4-2　主索引管理平台业务模型

二、功能设计

主索引管理平台包括主索引资源库、主索引管理、配置管理、交叉索引服务、身份匹配引擎、隐私保护与安全6个模块组成，功能结构如图4-3所示。

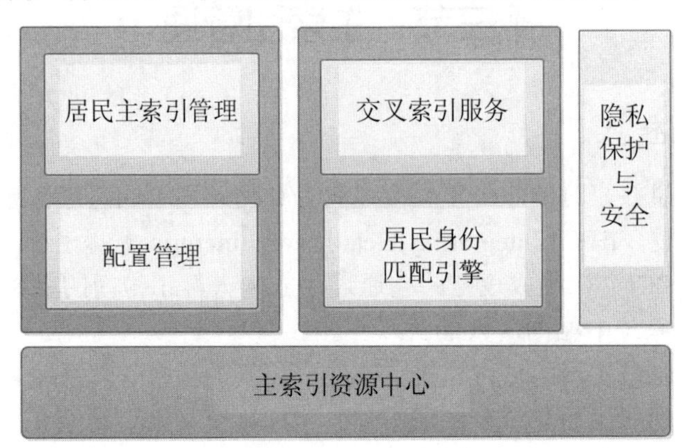

图4-3　功能结构

（一）系统架构设计

主索引服务平台由居民信息提供者、主索引信息使用者、数据资源中心、平台服务4部分组成。

居民信息提供者通过注册接口提交居民信息，如果该居民信息在系统中不存在，系统为该居民根据主索引生成规则生成跨域唯一主索引。

主索引信息使用者通过平台提供的各类服务查询居民跨域主索引信息、交叉索引信息以及居民的健康档案基本信息。

平台数据资源中心提供数据存储，关键数据实体有：居民基本信息、标识域信息、跨域主索引信息、规则配置信息。居民基本信息主要包括姓名、性别、出生日期、国籍、民族、死亡标记、死亡日期、出生地、婚姻状态、管理机构代码、管理机构名称、职业类型代码、工作单位名称、工作单位电话、医疗保险类别代码等。标识域信息主要包括标识域名称、标识域管理机构、标识编码、标识状态等。主索引信息主要包括内部标识号、主索引、个人识别标志、交叉索引、存储地址、数据格式、状态等。规则配置信息主要包括患者相似度匹配规则、合并策略、隐私保护策略、安全认证信息等。

平台服务是主索引平台的核心功能，主要包括居民主索引管理服务、交叉索引服务、居民身份匹配引擎、隐私保护与安全模块。主索引管理服务提供对外服务，包括以下功能模块：居民信息注册、居民信息查询、居民索引查询、居民信息合并拆分等。交叉索引服务实现不同标识域个人基本信息的交叉索引。居民身份匹配引擎对系统的居民身份匹配度参数进行设定，以便计算两个不同记录的居民为同一居民的可能性，并依据合并策略给出自动合并、手工合并匹配规则。

（二）数据流程设计

居民信息注册来源渠道多，不同标识域的业务成熟度情况差异大，因此对于不同标识域的人员信息处理模式也应有所不同，同时基于平台对索引对象的管理以及索引模型的可扩展性，对数据的处理过程也拆分成不同的阶段。图4-4数据模型图描述了主索引服务的数据处理流程以及数据模型关系。

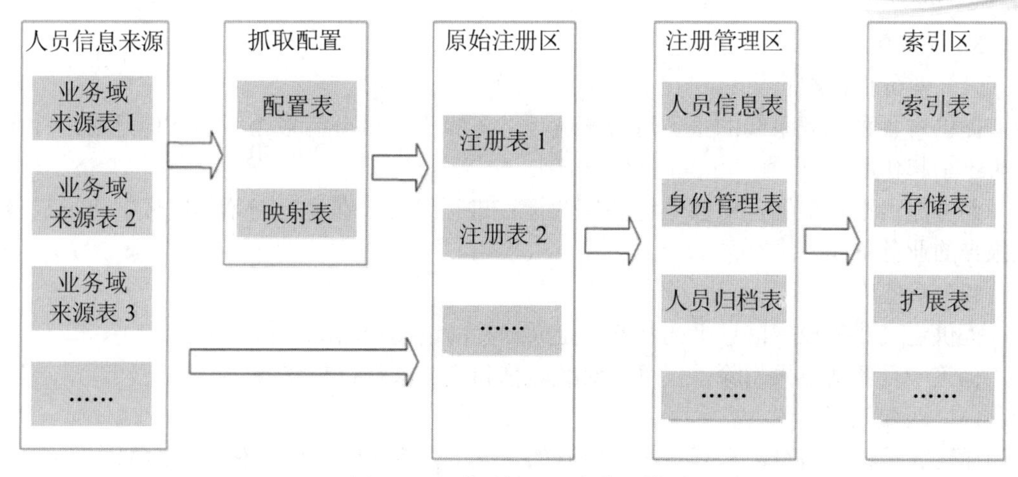

图 4-4　主索引管理平台数据模型

（三）功能实现设计

1．标识域管理

（1）标识域划分

标识域主要包括不同标识卡（证）类型以及不同业务领域或系统居民身份唯一标识。依据区域全民健康信息平台建设范围以及调研情况，该模块提供人员主档案生成的规则、条线优先级、字段选取规则等配置，以树形展示业务条线，业务条线存在层级关系。

（2）标识域管理

在新增一个业务条线时，指定人员信息接口表和优先级，把人员主索引字段与人员信息表中字段加以对应。

根据证件号码和证件类型生成人员唯一 ID。业务条线一旦启用生成索引后，不能再修改或删除。

2．居民信息查询

该模块查询通过各业务条线，按照业务条线优先级聚合而成的主档信息。查询条件为证件类型和证件号码。

3．相似度管理

根据相似度配置，把相似度相同的记录进行标记。通过查询页面进行展示，页面提供合并操作按钮，每次合并的操作都是两条记录进行合并，并且都是在同一业务条线下进行合并。

4．日志管理

（1）人员注册服务日志

对通过接口注册人员数据，提供人员注册信息的痕迹查询功能，能够查询注册平台的每一条人员信息的状态。

（2）数据抽取任务日志

用于查看数据批量注册的数据库定时任务执行情况。

（3）档案合并拆分

主要提供人员的档案合并和拆分的日志记录。

5．系统配置

（1）业务报告配置

提供对各大业务条线的报告进行配置。业务报告可以分为多个版本，但是在运行中只有一个起作用。

业务注册报告配置，对库中标签库的标签进行组合。在进行新增的时候，需要选择该报告的业务条线。

（2）标签库

提供定义业务报告信息中的标签，定义标签的编码和名称及依赖字典。

标签一旦新增不再删除，仅可以对其名称和字典依赖进行修改。

（3）匹配规则配置

通过人员档案信息，在匹配规则符合的情况下，用于人员索引信息的匹配。

（4）档案列表配置

提供控制主档案列表页面，展示列表的字段。

（5）档案详情配置

提供控制主档案及各条线档案信息展示字段。

档案详情配置新增（编辑）

档案详情新增（编辑），可以对档案详细展示的内容进行自定义，包括展示的分类和字段。

6．安全性设置

（1）节点管理

提供设置可调用人员主索引接口的用户账号管理。

（2）接口授权管理

提供维护人员主索引的接口方法。

（3）隐私策略管理

对个人信息隐私保护的字段、方法、开放阅读的系统角色进行设定。

数据脱敏：依据隐私策略对需要进行隐私保护的内容进行加密处理。

审计日志记录：对平台的数据访问、平台与安全相关的操作进行审计日志的记录与跟踪访问。

第四节　数据交换管理

一、功能概述

数据交换管理系统是基于分布式架构的数据交换及整合工具，包含 smartMsg 两个子系统。smartInfo 针对大数据量交换场景提供高速交换数据能力，可满足复杂网络环境下采集大文件、CDA 文档、DB 批量抽取、FTP 下载、镜像库批量抽取数据，点对点 / 群交换至对端的需求；smartMsg 针对实时性要求较高场景提供实时或准实时数据交换及数据整合能力，可满足实时将数据从源端同步至对端、可将源端数据的数据形式、传输方式、数据标准转换为对端所需的需求。数据采集与交换系统业务架构如图 4-5 所示。

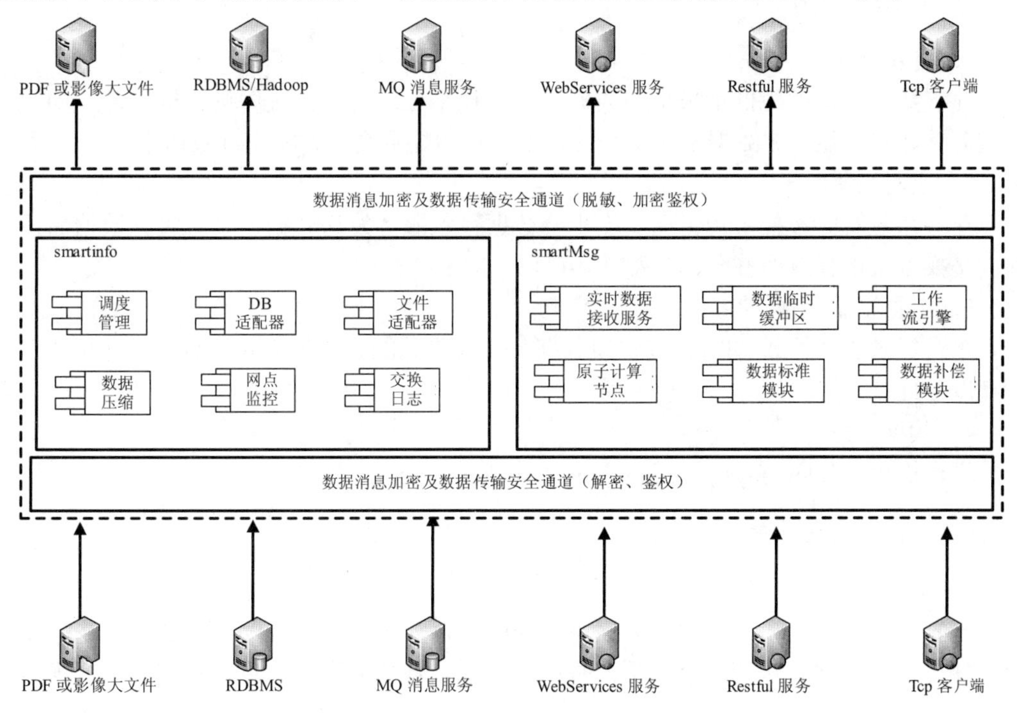

图 4-5　数据采集与交换系统业务架构

二、功能设计

数据采集与交换系统软件分为配置中心、采集引擎、交换引擎、分发引擎四部分，配置中心实时将配置同步给采集引擎、交换引擎、分发引擎，三大引擎按配置执行数据采集、整合、分发任务，如图 4-6 所示。

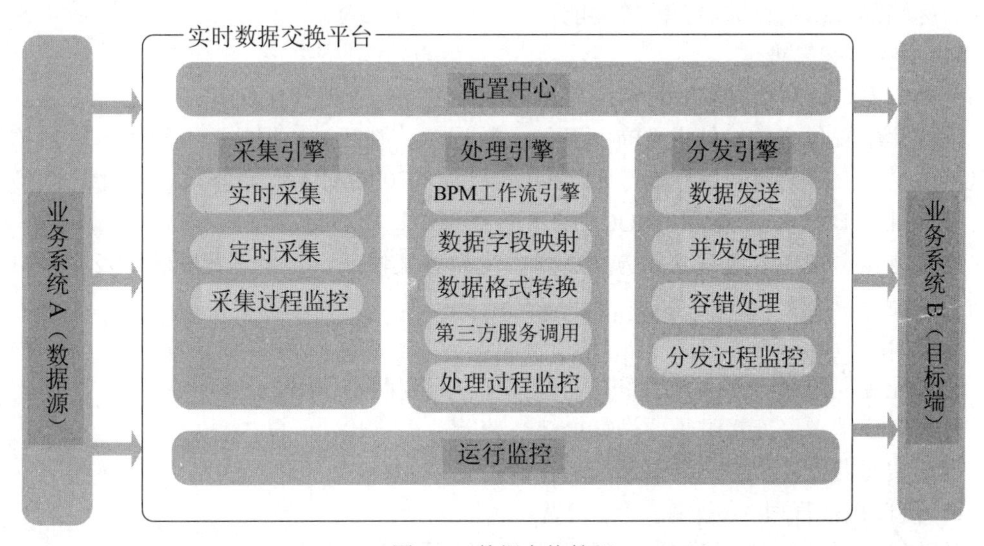

图 4-6　数据交换管理

（一）系统架构设计

1．批量采集

前置数据接口库为批量采集的数据源。交换平台定时在前置库进行批计算，如数据质控前置计算，然后将数据发送至平台，平台按预配置交换方案进行数据整合、分发。

2．实时采集

业务系统实时按接口规范向交换平台数据接收服务发送数据，平台收到数据后按预配置交换方案进行数据整合、分发。

3．数据采集交换

平台提供流计算或 ETL 调度实现数据整合操作。ETL 调度方式需数据落地后才可进行调度 ETL。

4．数据分发

平台提供 oracle、mysql、soap、rest、socket、file 等方式分发数据。

（二）功能实现设计

1．配置向导

配置向导主要是针对初次使用该系统的用户，通过配置导航的方式引导用户完成系统的使用，配置向导包括四个步骤：基本信息录、数据源配置、目标端配置、交换方案编排。

2．数据源管理

数据源表示数据的来源，数据源管理主要包括数据源新增、数据源删除、数据源修改、数据源测试以及数据源查看等功能。

3．目标端管理

目标端表示数据的去向，目标端管理主要包括目标端新增、目标端删除、目标端修改、目标端测试以及目标端查看等功能。

4．交换方案管理

交换方案是针对数据源、目标端等组件配置出的一个流程化任务。

流程化配置包含的组件主要有：开始、数据源、判断、数据映射（输入）、数据映射（连线）、服务调用、目标端（HTTP）、目标端（SOAP）、目标端（非批量 DB）、目标端（批量 DB）、目标端（SOCKET）、结束。

交换方案管理主要包括交换方案新增、交换方案修改、交换方案删除以及交换方案查看等功能。

5．引擎管理

该功能主要用来对“三大引擎”进行管理，起到两个作用。

（1）客户端引擎连接时需要进行合法性校验。

（2）实时监控各个客户端引擎的运行情况。

6．接口规范管理

该功能应用于数据交换接口表结构维护，作用在于以下方面。

（1）为前置机端提供一致的抽取导入规范，统一分布式环境引擎规则。

（2）提供一致的表结构维护语句。

7．交换方案管理

该功能应用于批量数据交换任务定义。

（1）定义当前交换任务的传输表。

（2）定义交换任务的导出 / 导入网点。

（3）定义交换时点。

8．交换方案监控

（1）监控系统中配置的每一个交换方案的运转情况、主动采集记录监控以及 socket 连接监控。

（2）其中运转情况通过流程图的方式进行展现，可以看到整个数据处理过程中哪个节点出了问题。

（3）可通过双击的方式查看异常记录明细，对异常数据可手动修改后再次发送。

9．数据人工补偿

对数据采集、处理、发送过程中，由于目标系统或者平台自身的原因，导致数据同步失败的部分场景（如超时等），人工可干预处理异常数据。

第五节　基础编码管理

一、功能概述

基础编码管理系统是维护系统涉及的各类国家标准，保持系统与国家标准的同步，可从系统内对国家发布的各类标准进行订阅下载，不同类型的机构可以操作维护不同类型的标准，并支持医院本地编码与标准编码的比对，确保本地各类规则、标准与国家实时同步。

二、功能设计

（一）系统架构设计

基础编码管理模块结构如图 4-7 所示。

标准管理主要由基础标准管理、交换标准管理、互联互通预测评、标准对照四个模块组成，实现对各类国家标准的维护和管理以及对外统一开放。

基础标准主要包含基础数据、数据字典、数据元、数据集、标准文档等维护和管理。

交换标准主要是对交换目录、交换接口表、交换标准、共享文档等维护和管理。

互联互通预测评提供自评问卷、互联互通测试等功能。

标准对照是根据设定的匹配规则对医院本地编码与标准编码进行比对的功能。

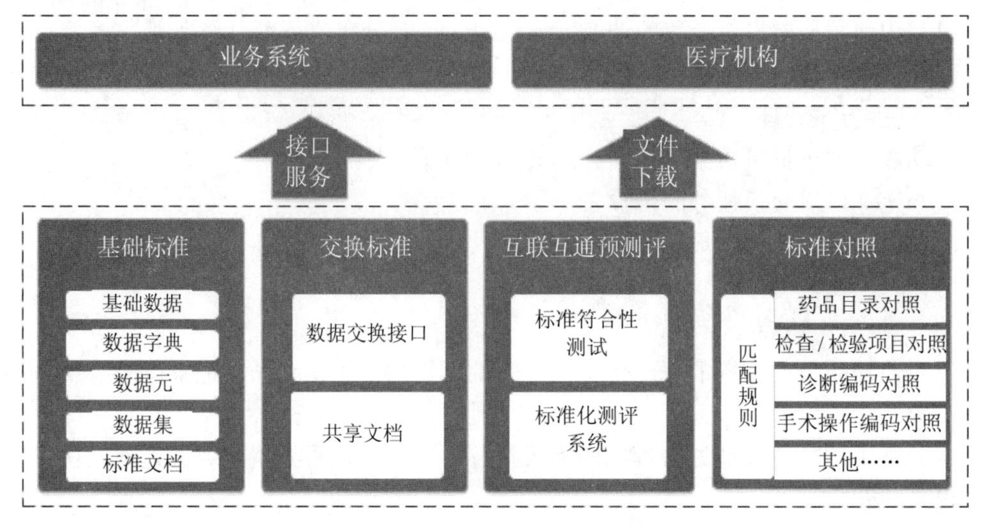

图 4-7　基础编码管理模块结构

（二）数据模型设计（如图 4-8 所示）

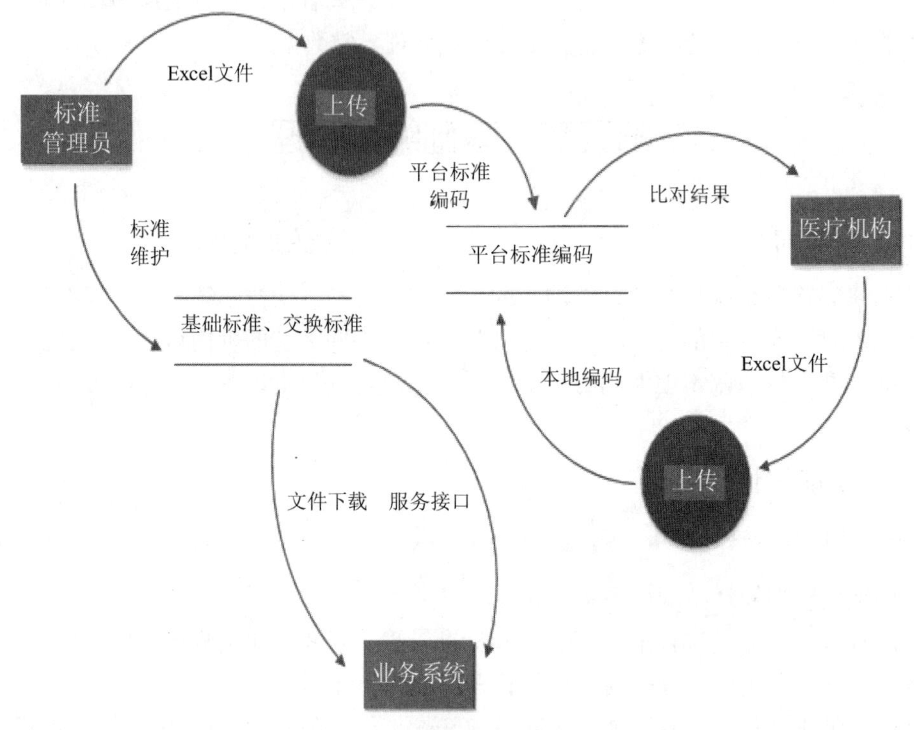

图 4-8　标准管理数据模型图

（三）功能实现设计

1．首页设计

第一部分：数据字典、数据元、数据集、交换接口、共享文档、标准总览。

第二部分：交换标准名称、类型、版本、发布日期。

第三部分：标准符合测试结果和连接到测试功能。

第四部分：标准对照工具入口，包括药品目录对照、检验项目对照、检查项目对照、诊断编码对照、手术编码对照、其他字典对照。

2．基础标准管理（如图 4-9 所示）

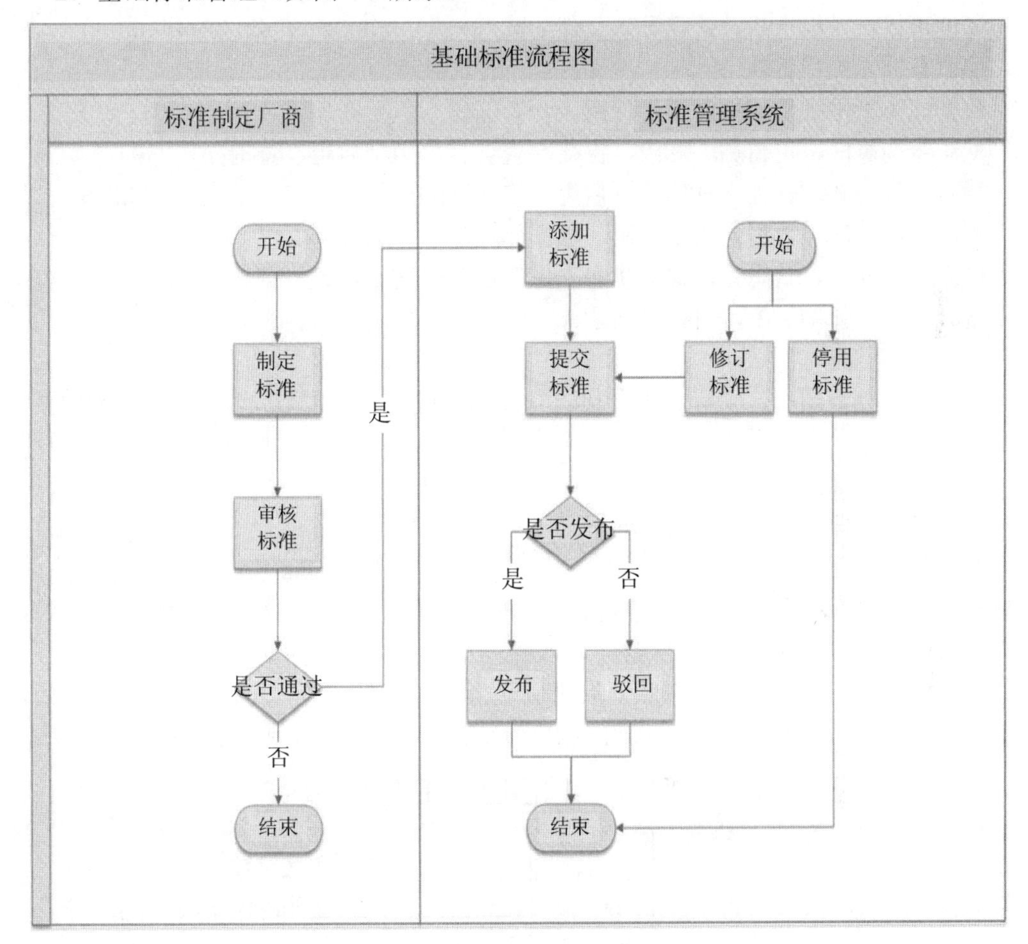

图 4-9　基础标准流程图

（1）标准分类管理

标准类型采用一、二级分类管理，一级分为基础类、管理类、技术类、数据类四大类，小类参考中国卫生信息标准网设置。

默认查询页面，可新增、修改、提交、查看、停用、启用、查询操作。

发布流程：新增→提交→停用→启用→修改→提交。

新增页面字段：编码、名称、编码 2、编码 3、操作时间、说明。操作：保存后，状态为已保存状态。保存后可提交、修改、查看、删除。

点击导入按钮，弹出导入页面，界面有模板下载，选择导入文件。

（2）标准来源管理

标准来源维护数据标准参考标准。

默认查询页面，可新增、修改、提交、查看、停用、启用、查询操作。

发布流程：新增→提交→停用→启用→修改→提交。

新增页面字段：标准来源代码、标准来源名称、显示顺序、说明。操作：保存后，状态为已保存状态。保存后可提交、修改、查看、删除。

另外可提供模板下载，选择导入文件。

（3）数据元类型管理

数据元类型维护供数据源维护使用。

默认查询页面，可新增、修改、提交、查看、停用、启用、查询操作。

发布流程：新增→提交→停用→启用→修改→提交。

新增页面字段：数据元类型代码、数据元类型名称、说明。

操作：保存后，状态为已保存状态。保存后可提交、修改、查看、删除。

新增按钮可新增一条，可批量新增。

（4）数据字典

数据字典分为国标、卫标、平台代码三大类管理数据字典，包含字典管理和字典值域管理。

字典管理：维护字典类别国标、卫标、平台代码。

字典值域管理：维护字典的值域。

（5）数据元管理

区域卫生基本数据集的数据元标识符（DE）采用字母数字混合码，数据元标识符结构为：数据标识符（DI）_版本标识符（VI）。

其中数据标识符（DI）：按照分类法和流水号相结合方式，采用字母数字混合码。按业务领域代码、大类代码、小类代码、顺序号、附加码从左向右顺序排列如图 4-10 所示。

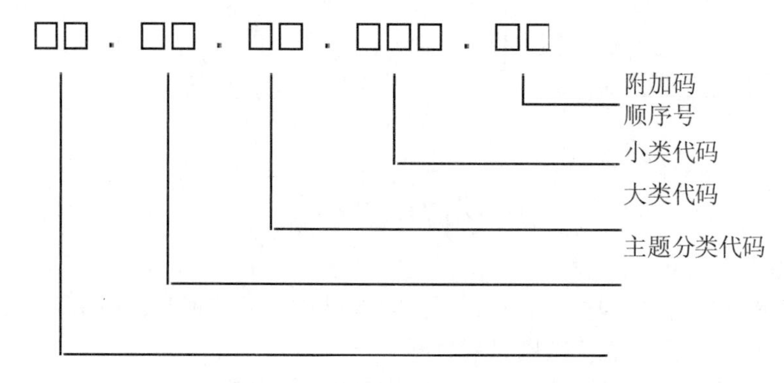

图 4-10　数据标识符（DI）结构

—— 主题分类代码：用多位大写英文字母表示。

以“DE”标识卫生部编制的数据元，以“WDDE”标识自定义的数据元编码。

—— 大类代码：用 2 位数字表示，数字大小无含义。

—— 小类代码：用 2 位数字表示，数字大小无含义；无小类时则小类代码为 00。

—— 顺序号：用 3 位数字表示，代表某一小类下的数据元序号，数字大小无含义；从 001 开始顺序编码。顺序号与小类代码之间加“.”区分。

—— 附加码：用 2 位数字表示，代表一组数据元的连用关系编码；从 01 开始顺序编码，附加码与顺序号之间加“.”区分。无连用关系的数据元其附加码省略。

数据元管理包括数据元目录管理、数据元类型设置、数据元维护。

数据元目录采用树状结构展示、管理，主要分为“主题分类”“大类名称”“小类名称”3 级目录管理。

数据元管理采用树状结构管理数据元基本信息，从数据元目录获取树状结构，数据元维护根目录节点为小类。

（6）数据集管理

数据集标识符采用字母数字混合码，结构为

数据集类目编码（DCC）+版本标识符（VI）。

a）版本标识符（VI）：结构由 4 部分组成，为“V”＋“m..m”＋“.”＋“n..n”。其中，“m..m”和“n..n”为阿拉伯数字构成，在数学上应是具有意义的正整数。“m..m”表示主版本号，“n..n”表示次版本号。如果数据元更新前后可以进行有效的数据交换，则更新后主版本号不变，次版本号等于当前次版本号加 1；如果数据元更新前后无法进行有效的数据交换，则更新后主版本号等于当前主版本号加 1，次版本号归 0。

b）数据集类目编码（DCC）：即数据集分类编码。采用长度 9 位的字母数字混合码。按业务领域代码、一级类目代码、二级类目代码、顺序号从左向右顺序排列，如图 4-11 所示。

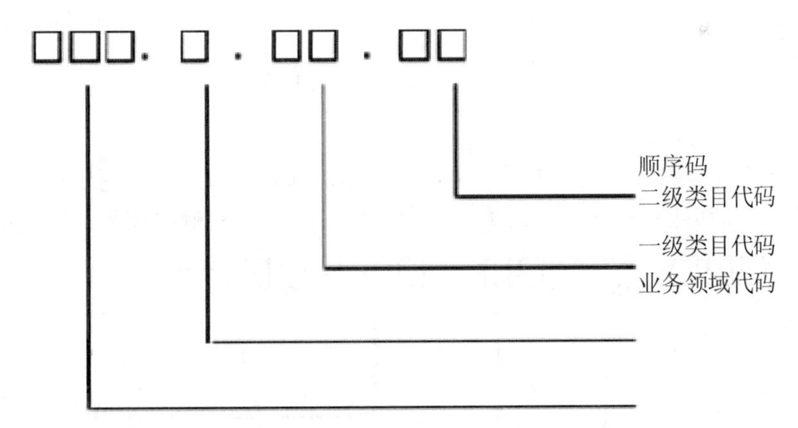

图 4-11　数据集类目编码（DCC）结构

业务领域代码：用多位大写英文字母表示。卫生信息领域统一用 HDS 表示。

一级类目代码：用 1 位大写英文字母表示，从 A 开始顺序编码。

二级类目代码：用 2 位数字表示，数字大小无含义。如有两个以上类目（含两个）从 01 开始顺序编码，如只有一个类目，编码为 00。

顺序号：用 2 位数字表示，代表某二级类目下的数据集序号，数字大小无含义，从 01 开始顺序编码，顺序号与二级类目编码之间加“.”区分。

数据集管理包含数据集目录管理和数据集管理。数据集目录采用树状结构展示和管理，主要分为“业务域”“一级分类”“二级分类”3 级目录管理；数据集管理采用树状结构管理数据集基本信息，从数据集目录获取树状结构，数据集维护根目录节点为二级分类。

（7）标准文档管理

其他标准管理采用附件上传模式管理。

发布流程：新增→提交→发布→停用。

标准文档新增界面新增页面，字段包括标准代码、标准名称、参考标准号、参考标准名称，标准来源、标准类型、说明上传附件。

3．交换标准管理（如图 4-12 所示）

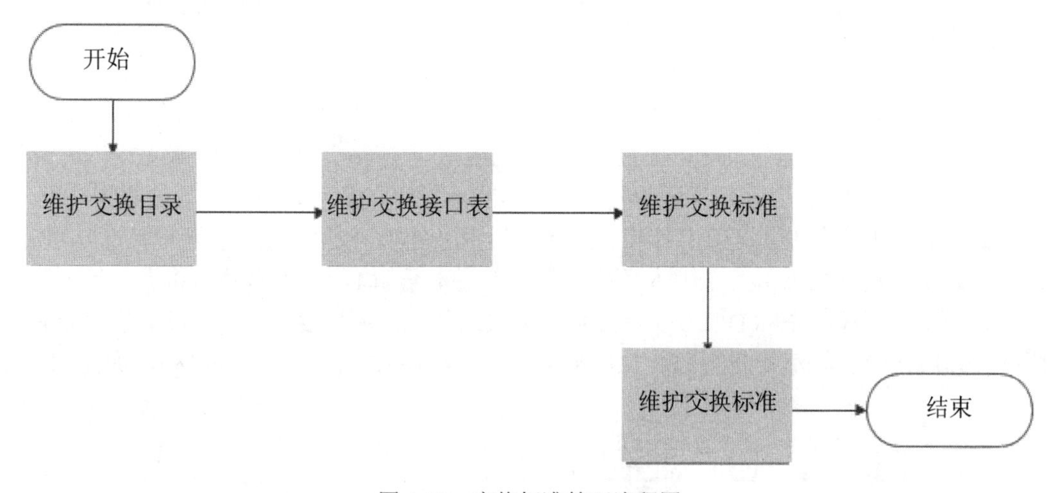

图 4-12　交换标准管理流程图

（1）数据交换接口管理

交换标准类目编码：采用数据集分类编码。由字母数字混合码。按业务领域代码、一级类目代码、二级类目代码、三级类目代码顺序号从左向右顺序排列，如图 4-13 所示。

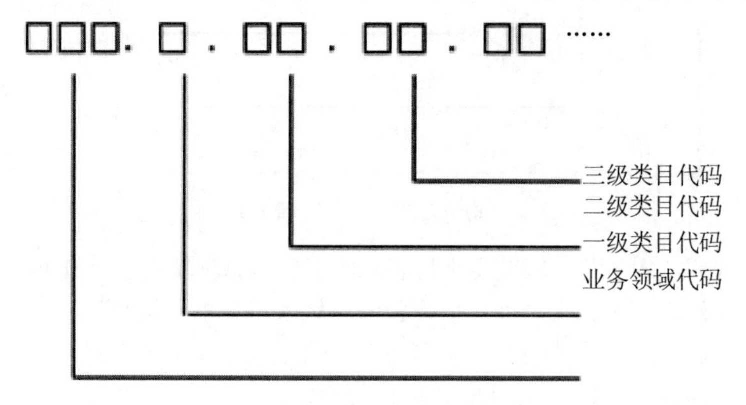

图 4-13　交换标准类目结构

业务领域代码：用多位大写英文字母表示。卫生信息领域统一用 HDS 表示。

一级类目代码：用 1 位大写英文字母表示，从 A 开始顺序编码。

二级类目代码：用 2 位数字表示，数字大小无含义。如有两个以上类目（含两个）

从 01 开始顺序编码，如只有一个类目，编码为 00。

类目代码：用 2 位数字表示，代表某上级类目下的类目序号，数字大小无含义，从 01 开始顺序编码，类目代码与上级类目编码之间加“.”区分。

数据交换接口管理包含：交换目录、交换接口表管理、交换标准管理。

交换标准目录：采用树状结构展示、管理，类似数据集管理，主要分为“业务域”“一级分类”“二级分类”“三级分类”多级目录管理。

交换接口表管理：点采用树状结构管理数据接口表信息，从目录管理获取树状结构，根目录节点为最小分类级别，其他级别不可维护交换接口表。

交换标准管理：对交换标准的维护。

（2）共享文档管理

共享文档管理包含文档模板管理和共享文档管理。

文档模板管理是对文档模板进行维护，可新增、修改、提交，查看、停用、启用、配置模板、查询操作。

共享文档管理是维护共享文档，左面以树状结构展示共享文档目录，一级目录包括健康档案共享文档、电子病例共享文档、其他共享文档。右面展示各目录共享文档信息。

4．互联互通预测评

（1）标准符合性测试

根据国家卫健委发布的问卷，通过自评问卷填写页面，录入测评内容。支持查询、新增、测评、分析四个功能。

（2）标准化测评系统

根据国家发布的标准规范进行数据标准复合型测试、共享文档标准符合性测试、信息平台技术规范标准符合性测试。

5．标准对照工具（如图 4-14 所示）

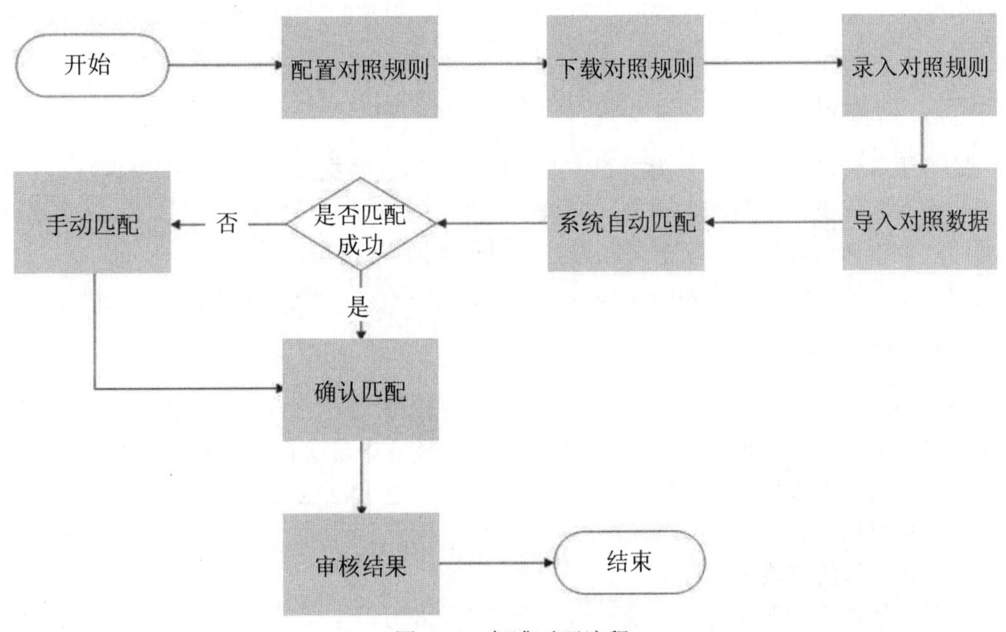

图 4-14 标准对照流程

（1）对照规则管理

对照规则管理是对自动匹配对照规则维护，可对不同的对照项目不同的机构分别维护私有的匹配规则。不设置机构私有规则默认使用公共规则。

（2）对照管理

对照管理包含药品目录对照、检验项目对照、检查项目对照、诊断编码对照、手术操作编码对照、其他字典对照。

对照通过自动匹配规则和手动匹配两种方式对照，产生对照结果。首先，下载对照模板，根据模板格式录入对照数据，导入相应的对照管理中。其次，系统自动进行对照，对照失败或者未对照的数据可以进行人工对照。人工对照结果可覆盖自动对照结果。

对照完成后需审核完成结果确认。

6．标准查询与下载

根据标准类型展示，显示各类型下所有标准文档供下载。以树状结构展示标准类型，选择二级类型，数据源以 Tab 页面显示，Tab 包括数据元、数据集、交换标准、值域、共享文档、标准文档几大块。

第六节　统一服务管理

一、功能概述

统一服务管理平台总体上可分为管理系统和执行引擎两大部分。管理系统的使用者分为两类角色：系统管理员及普通用户。系统管理员在系统内主要负责基本信息的维护、管理和监控；普通用户主要负责服务所属应用的管理、服务 API 的管理、发布及订阅等。执行引擎主要用于响应管理系统所实施的配置信息，根据配置来实现服务之间的互操作，包括服务地址路由、服务参数转换、服务负载均衡、服务调用者保护及服务安全策略实施。

二、功能设计

统一服务管理平台软件分为配置中心、网关引擎、数据通道、日志引擎四部分，配置中心实时将配置同步给网关引擎，网关引擎进行请求转发时将调用记录实时发送给数据通道，数据通道按日志引擎消费能力将调用记录同步给日志。

统一服务管理平台概览如图 4-15 所示。

（一）系统架构设计

统一服务管理平台基于分布式架构设计包含统一服务控制台、服务网关执行引擎、数据传输通道节点。运维人员可以根据平台实际承载业务量动态调整服务网关执行引擎、数据传输通道节点数量进行弹性伸缩，以满足业务对平台性能的要求。

1．设计目标

（1）轻量级的集成中间件

相对传统的企业服务总线，统一服务管理平台的引擎核心更为轻量级，可以独立部署运行，而 CPU、内存等计算资源的占用较少，多个引擎又可以通过集群的方式进行部署，以提供更高的可用性和高并发的支持能力。轻量级的引擎也减少了中间件的采购成本和开发成本，降低了中间件运行环境的硬件成本。

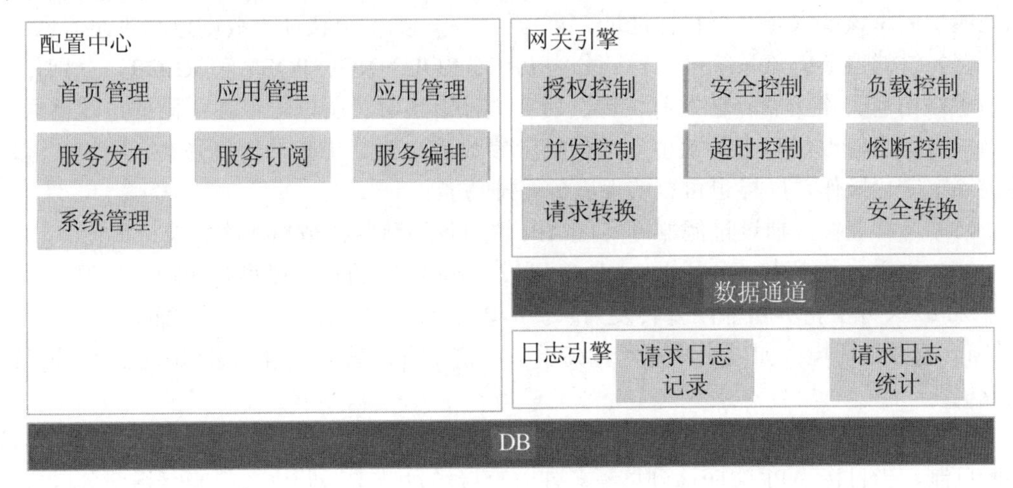

图 4-15 统一服务管理平台概览

（2）易于整合的接口协议

对于当前流行的 REST 风格接口及传统的 XMLSoap 风格的 Web 服务都有完整的接口支持，除此之外，通过连接传统的企业服务总线也可以提供其他各类协议的整合。通过透明的接口降低了系统之间的耦合性更易于业务整合，降低业务系统独立变化而引起的整合难度。

（3）安全可靠的访问控制

通过引擎的统一认证授权和路由控制机制可以提高后端服务的访问安全性；通过对 HTTPS 协议的支持，提高了数据传输的安全性；而访问的安全机制又通过后台管理系统进行统一配置和管理，提高了访问安全的灵活性和可控性。

（4）强大的监控配置的管理系统

统一服务管理平台提供的管理系统界面友好易于使用。不仅提供了基本的服务发布和订阅功能之外，还提供了服务访问状况的监控功能以及引擎运行状况的监控功能，除此之外，也提供了服务长期运行的统计报告和通知机制，便于运维人员对软硬件系统运行出现的状况和问题进行及时发现、分析和排查。

（5）可扩展的开发框架

引擎除了自身已经提供的功能之外，还可以通过定制来拓展其功能，提供了二次开发的可能性。根据配置还可以加载必要的功能，卸载不必要的功能，以减少引擎运行消耗的资源，一定程度上提供了可插拔的运行容器环境。

2．设计思路

（1）API 发布：提供界面配置、接口方式发布服务。API 发布可选择发布至本网关系统、第三方网关系统。

（2）访问控制：使用者可申请授权访问 API，管理员审批通过就即给使用者颁发访问该 API 的授权令牌。使用者在每次调用 API 时根据用户标示、授权密码、参数摘要使用公共卫生平台提供的算法生成签名在请求的信息中传给统一服务管理平台进行安全认证。

（3）API 调用：所有 API 调用请求首先到达公共卫生平台，公共卫生平台经过安全认证成功后将该请求转发至目标地址 / 第三方网关，如安全认证失败则返回错误信息。

（4）过滤器链：该系统过滤器链分为 PRE、ROUTING、POST、ERROR，分别作用于请求路由前、路由后、转发前、转发后、执行错误时。所以可以在不同的过滤器内实现请求参数名修改、请求参数值修改、响应参数名修改、响应参数值修改、限流、运行监控等定制化操作，同样也可以实现服务编排功能。

（5）运行监控：通过过滤器链实现 API 调用各环节监控数据的收集及持久化。

（6）由于公共卫生平台基于 zuul1.X 开发，zuul1.X 的转发模型是线程同步阻塞的，由于 zuul2.X 才支持异步非阻塞转发请求，所以目前开发时需注意以下方面。

a）高并发环境：如果实际并发量高于 200 需集群部署，集群部署以 nginx 作为负载前置机。

b）目标服务异常：为避免目标 API 延时、宕机等异常拖垮公共卫生平台，故需支持熔断机制，当目标 API 响应达到熔断条件时直接转发请求返回失败，当目标服务恢复时转发请求正常执行。

3．角色设计

（1）系统管理员

平台管理员可以管理平台的服务质量、运行质量、消费行为、发布行为、执行安全管理和账号管理。

（2）服务发布者

平台为服务发布者提供发布管理私有应用和私有服务，管理私有安全、私有服务质量和私有账号，审核私有订阅行为等功能。

（3）服务消费者（服务订阅者）

平台为服务消费者提供消费平台应用，管理私有安全、私有消费、私有账号等功能。

4．业务流程设计

统一服务管理平台调用流程如图 4-16 所示。

当服务调用者请求发送时需经平台身份授权认证，如果认证成功则直接通过网关经服务提供者响应，并限制同一时间内访问同一 API 的用户访问数，然后通过管理中心配置的 API 超时时间设置访问超时时间，超过设置的阈值则直接返回，并进行超时错误输出。如果认证失败，就会直接返回错误信息。

5．技术实现

统一服务管理平台构建在云 PaaS 上，以 Spring Boot 为基础，整合了一套用于快速构建分布式系统的框架，如图 4-17 所示。

Spring Cloud Eureka 是一个轻量级的服务治理模块，为 Spring Boot 应用提供了自配置的 NetflixOSS 整合。通过一些简单的注解，开发者就可以快速地在应用中配置常用模块，并构建庞大的分布式系统。其主要模块包括服务发现（Eureka）、断路器（Hystrix）、智能路由（Zuul）、客户端负载均衡（Ribbon）等。

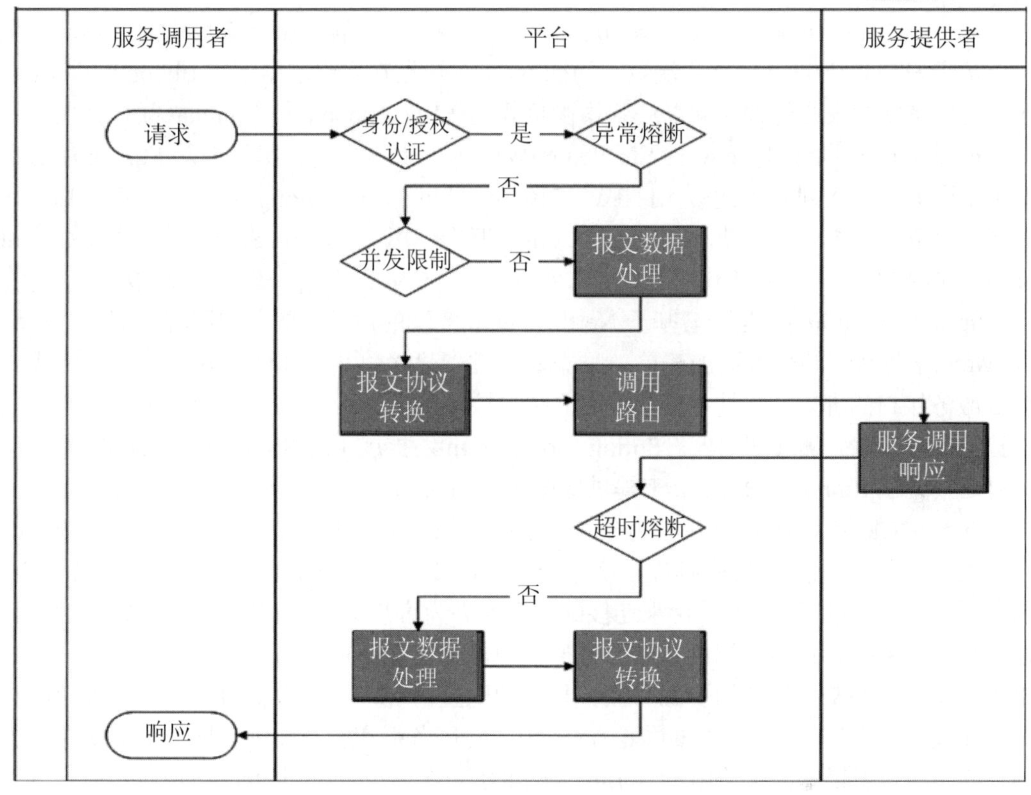

图 4-16 统一服务管理平台调用流程

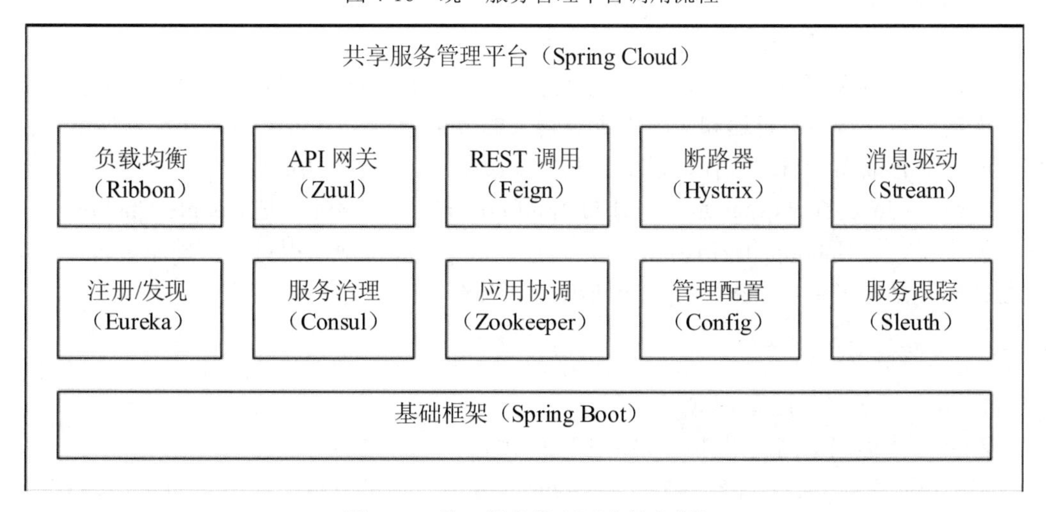

图 4-17 统一服务管理平台技术框架

Spring Cloud Consul 是针对 Consul 的服务治理实现。Consul 是一个分布式高可用系统，包含多个组件。作为一个整体，Consul 在微服务架构中为基础设施提供服务发现和服务配置的工具。它涵盖服务发现、健康检查、Key / Value 存储和多数据中心。可以轻松地将基于 Spring Boot 的微服务应用注册到 Consul 上，并通过 Consul 实现微服务架构中的服务治理。

Spring Cloud Ribbon 是基于 Netflix Ribbon 实现的一套客户端负载均衡的工具。它是一个基于 HTTP 和 TCP 的客户端负载均衡器，可以通过在客户端中配置 ribbon Server List 来设置服务端列表去轮询访问以达到均衡负载的作用。Ribbon 与 Eureka 联合使用时，ribbon Server List 会被 Discovery Enabled NIWS ServerList 重写，扩展成从 Eureka 注册中心中获取服务实例列表。它也会用 NIWS DiscoveryPing 来取代 IPing，将职责委托给 Eureka 来确定服务端是否已经启动。Ribbon 与 Consul 联合使用时，ribbon Server List 会被 Consul Server List 扩展成从 Consul 获取服务实例列表，并由 Consul Ping 来作为 IPing 接口的实现。

Spring Cloud Feign 是一套基于 Netflix Feign 实现的声明式服务调用客户端。它使编写 Web 服务客户端变得更加简单。只需要通过创建接口并用注解来配置它即可完成对 Web 服务接口的绑定。它具备可插拔的注解支持，包括 Feign 注解、JAX-RS 注解。它也支持可插拔的编码器和解码器。Spring Cloud Feign 还扩展了对 Spring MVC 注解的支持，同时还整合了 Ribbon 和 Eureka 来提供均衡负载的 HTTP 客户端实现。

Spring Cloud Config 是用来为分布式系统中的基础设施和微服务应用提供集中化的外部配置支持，它分为服务端与客户端两个部分。其中，服务端也称为分布式配置中心，它是一个独立的微服务应用，用来连接配置仓库并为客户端提供获取配置信息、加密 / 解密信息等访问接口；客户端则是微服务架构中的各个微服务应用或基础设施，它们通过指定的配置中心来管理应用资源与业务相关的配置内容，并在启动的时候从配置中心获取和加载配置信息。Spring Cloud Config 实现了对服务端和客户端中环境变量和属性配置的抽象映射，所以它除了适用于 Spring 构建的应用程序之外，也可以在任何其他语言运行的应用程序中使用。

Spring Cloud Hystrix 实现了线程隔离、断路器等一系列的服务保护功能。它基于 Netflix 的开源框架 Hystrix 实现，该框架目标在于通过控制那些访问远程系统、服务和第三方库的节点，从而对延迟和故障提供更强大的容错能力。Hystrix 具备了服务降级、服务熔断、线程隔离、请求缓存、请求合并以及服务监控等强大功能。

Spring Cloud Zookeeper 是一个分布式的应用程序协调服务，是 Google Chubby 的一个开源实现，是 Hadoop 和 Hbase 的重要组件。它为分布式应用提供一致性服务，主要功能包括配置维护、域名服务、分布式同步、组服务等。

（二）功能实现设计

1. API 网关（如图 4-18 所示）

Zuul 作为微服务网关组件可以完成以下功能。

（1）获取管理中心的配置：在引擎启动时会从管理中心获取一次全量的 api 接口配置信息，并注册一个长连接，数据只有发生变化管理中心给执行引擎发送一条数据。

（2）解析配置：将从管理中心获取的 api 接口信息解析放入缓存，为客户实际请求提供数据支撑。

（3）请求协议转换：实现客户请求协议、方法、数据格式的转化，如，从 xml 转换成 json、从 json 转化为 xml。

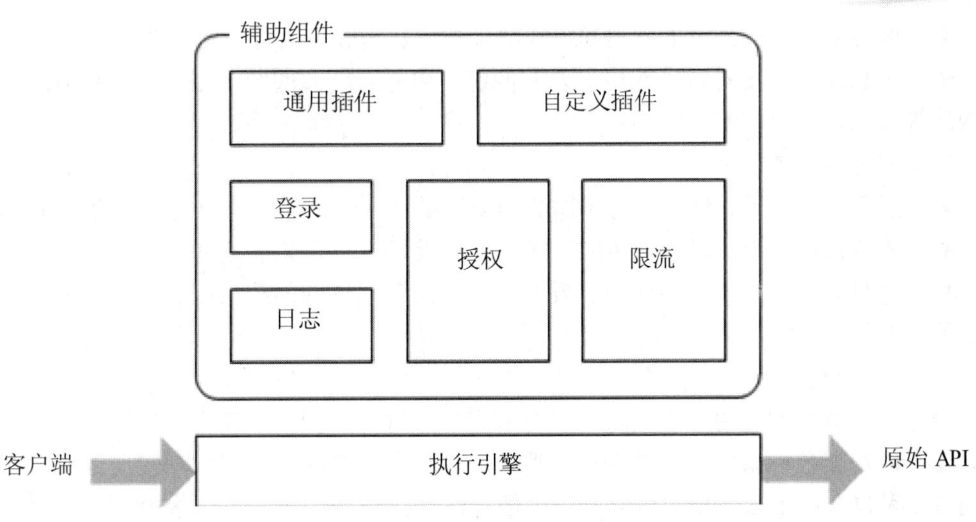

图 4-18　Zuul API 网关

（4）授权控制：根据权限控制用户是否可访问 API。

（5）安全控制：用户调用时需要传递在管理中心创建应用时生成的口令和密码，执行引擎判断用户身份信息和密钥是否为合法用户。

（6）负载控制：用户在管理中心发布 api 时会发布多个目标地址，运行引擎会按照随机算法计算一个实际目标地址进行调用，从而实现请求分发的负载。

（7）并发控制：限制同一时间内访问同一 API 的用户访问数。

（8）超时控制：根据管理中心配置的 API 超时时间设置访问超时时间，超过设置的阈值则直接返回，并进行超时错误输出。

（9）熔断控制：当一定时间内该 API 失败率超过阈值则在一定时间内的后续访问直接返回失败。

（10）他请求 / 响应转发：对请求的协议、参数、方法等内容进行转换后将请求发送至实际目标地址；对响应信息进行转发。

（11）请求 / 响应信息记录：对每一个请求和响应的成功与否、耗时等数据进行记录，并按照一定的格式将数据输出至数据传输通道。

（12）数据传输通道：完成日志数据从 API 网关到管理中心的传递。

2．首页管理

（1）管理员首页

- 服务访问分析。从访问量 TOP5、总访问量和 24 小时故障分布角度进行简要分析。
- 引擎资源监控。统一服务总线引擎占用主要资源统计，实时掌握引擎的健康状况。
- 统一服务概览。针对服务市场的提供方和使用方，分类展示服务的交易量统计概况。
- 消息通知。实时同步应用、发布的统一服务、订阅的统一服务、系统消息及系统故障等通知。

（2）服务发布者首页

- 服务访问分析。针对所发布服务的访问量、耗时、故障等角度进行简要分析。

- 服务依赖分析。以展开树的形式展示与所发布服务消费者的关系。
- 消息通知。实时同步应用、发布的统一服务、订阅的统一服务、系统消息及系统故障等通知。

（3）服务订阅者首页

- 服务访问分析。针对所订阅服务的调用量、耗时、故障等角度进行简要分析。
- 服务依赖分析。以展开树的形式展示与所订阅服务发布者的关系。
- 消息通知。实时同步应用、发布的统一服务、订阅的统一服务、系统消息及系统故障等通知。

3．应用管理

服务发布者通过应用管理模块可以对应用信息进行维护，如应用的注册、更新及删除，还可以根据各种条件组合查询已注册的应用信息。当应用信息成功注册之后，服务订阅者就可以在应用列表模块查看到应用信息，应用管理提供应用的维护以及应用的API服务发布管理功能。如“一卡通”服务应用，该应用发布的API服务有修改个人信息服务、补换卡服务、卡状态同步服务、发卡服务、基本信息获取服务、身份证验证服务、卡号验证服务、发卡机构身份认证服务。

4．服务发布（如图4-19所示）

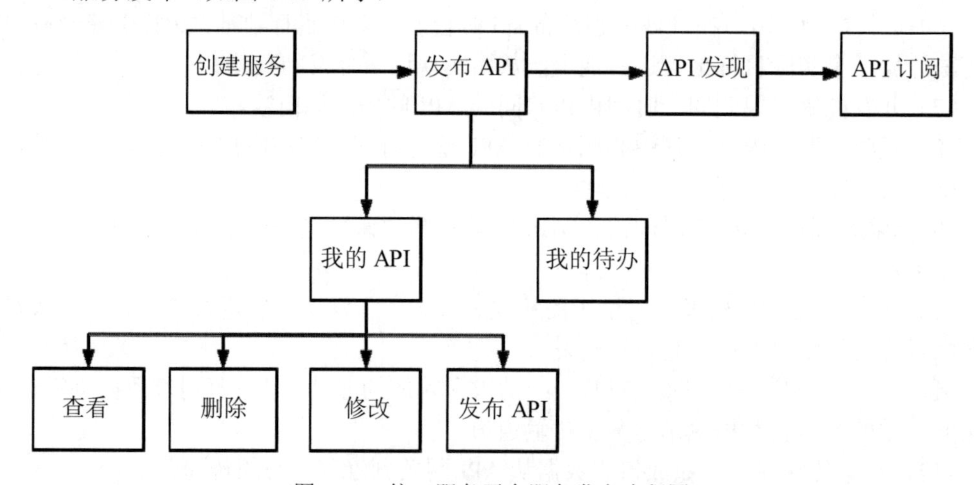

图4-19　统一服务平台服务发布流程图

（1）我的API

服务发布者通过我的API模块可以对API信息进行维护，如API的注册、更新、参数配置、协议配置、版本控制、可用性测试及删除，除此之外还可以根据各种条件组合查询已注册的API信息。当API信息成功注册之后，服务订阅者就可以在应用列表模块查看到API信息。

（2）我的待办

应用及其API发布之后，服务订阅者便可在应用列表模块查看到相关信息，当有订阅者发起对应用API订阅的申请之后，服务发布者便可在我的代办模块内查看到相关的申请信息，并可以根据申请内容对其进行审批或拒绝审批。

5．服务订阅（如图 4-20 所示）

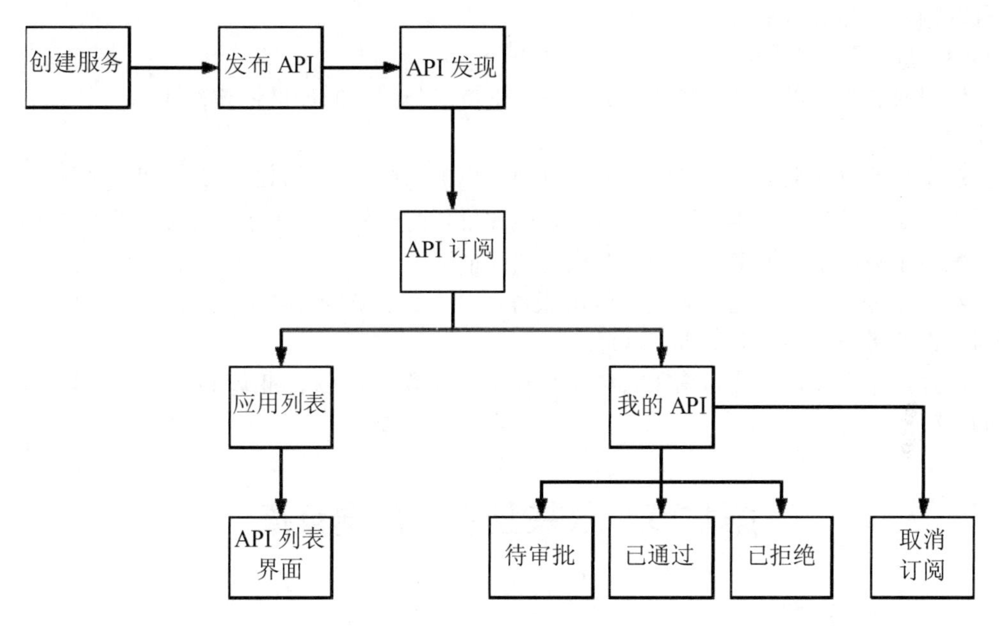

图 4-20 统一服务平台服务订阅流程图

（1）应用列表

应用列表是服务订阅者发现应用 API 并提出订阅申请的场所。可以在该模块查看到应用的基本信息，并通过快捷入口查看到所属的 API 列表信息。在 API 列表中可以提出对其订阅的申请。

（2）我的订阅

服务订阅者在应用列表模块发出订阅申请之后，便可以在我的订阅模块看到自己的订阅申请，并分为待审批、已通过拒绝三种状态进行展示，除此之外，订阅者还可以撤销已申请的订阅。

6．服务编排

服务发布者通过可视化图形配置界面可将多个 API 以流程执行的方式编排形成新的服务。服务编排支持流程分支、上下文参数装配等特性以满足复杂编排场景的应用。

7．系统管理

（1）业务单位管理

服务的发布者和订阅者一般是通过业务单位组织的，所以业务单位信息的维护是一项重要的元数据管理功能。系统管理员通过该模块可以查看各个业务单位的信息，维护各个业务单位的信息及建立业务单位的关系信息。

业务单位管理模块主要用来维护业务单位的基础元数据，包括单位名称、行政区划、业务状态等信息。该模块还负责维护业务单位的上下级组织关系树。提供按业务单位查看和搜索，支持建立和维护业务单位基本信息，支持业务单位上下级关系的维护。

（2）引擎健康状况

引擎是统一服务连通的主要运行态中间件，其可用性及高效性状况至关重要。系统管理员在引擎健康状况模块可以搜索和查看各个引擎的信息及其健康状况，除此之外，还可以删除废弃的引擎信息。

（3）服务运行监控

依据服务监控日志平台对外服务监控，支持对外服务的计量统计管理。

（4）智能化工具

对服务的组装和调试以及应用上线过程中出现的问题进行自动预警与性能判断。

- 对服务访问的耗时统计，服务访问评价耗时分析、服务运行性能指标分析。
- 服务结果追溯功能，服务的成功失败情况。
- 服务健康诊断包：对关键应用服务，开发健康诊断功能，通过轮询返回结果，判断预设业务逻辑的服务是否正常运行。

另外，平台可以对接短信平台或邮件服务，实现通过短信和邮件的自动预警和第一时间故障通知功能。

第七节　公共卫生大数据支撑

一、功能概述

依据信息化系统建设要求，遵循国家的相关标准进行各项标准规范的制定，对区域全民健康信息平台基础平台系统及基于平台的业务协同应用（部分）项目建设提供标准化支撑，并建立健全标准执行状况检查机制，提高标准规范的执行力度，确保各项建设任务的统一规范和有机衔接。

二、功能设计

（一）系统架构设计

平台将采集市属医院、区属医院、公共卫生机构中的公共卫生信息等数据，经处理后存储核心数据区，系统将对接核心数据区，根据上层用户进行科研、应用的需求，采集所需的目标数据集，提供安全存储、面向业务应用的高效治理、应用管控等能力；整合数据分析利用过程中的工具、算法等资源，提供一体化的分析利用支撑环境，大幅提升科研分析利用效率；系统还将提供开放服务能力，在保障数据安全的前提下，面向科研团体、社会群体等用户人群提供数据价值。大数据支撑平台总体架构如图 4-21 所示。

（二）功能实现设计

1．大数据采集

平台数据经处理后存放于核心数据库区。尽管该部分数据已经过一定的清洗、优化，但面对医学科研人员的研究应用时，一方面还无法满足科研应用对数据质量的高要求，另一方面也无法满足科研应用对数据组织形态的需求。

提供大数据采集功能，根据科研应用需求从核心数据区中精准抽提目标信息，建立一体化的任务流程，包括任务分析、任务创建、提交与分发、采集流程的规划、数据格式的转换等，保证采集数据完整性及准确性，自动识别数据源类型并适配相应的采集方式，实现大数据采集的高性能、高扩展及高可靠性。

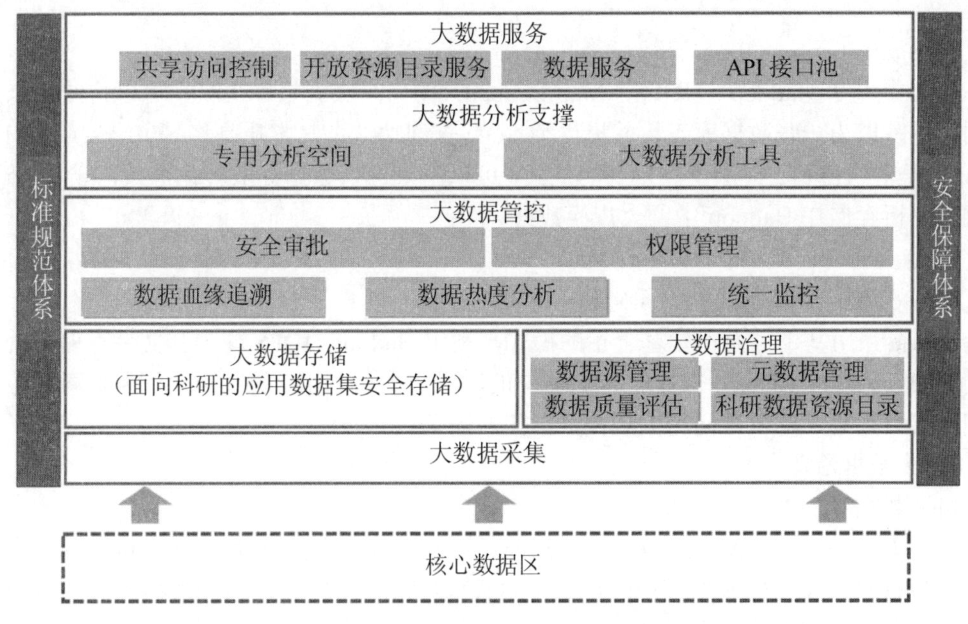

图 4-21　大数据支撑平台总体架构图

平台提供的大数据采集功能如下。

（1）采集任务创建：用户可选择平台中的数据源，配置数据采集方式，选择采集的数据对象，配置采集执行模式。

（2）采集任务编辑：用户可根据数据采集的需求变更，随时编辑任务属性。

（3）采集任务执行管理：用户可启动、暂停、恢复、重启、终止数据交换过程中的采集、输出环节等；支持断点续传。

（4）采集任务监控：提供采集任务日志，记录异常情况，包括节点在线 / 离线监控、离线报警；磁盘空间剩余容量监控、容量超出预警；提供对数据交换流程全过程的监控，全面了解交换的时间、数据量等。

2．大数据存储

结构化数据、文件类型数据和接口数据，这些数据经处理后形成索引类、业务类和资源类数据并存入核心数据区中。

大数据支撑平台将对接核心数据区，并针对科研目标采集部分数据形成符合科研需求的应用数据集。为了满足用户在科研过程中灵活适用健康数据的高速查询、调用等应用需求，大数据支撑平台将依托底层 hadoop 平台提供多种安全存储能力，包括 HDFS（分布式文件系统）、Hive（分布式数据仓库）、HBase（列式数据库）等数据存储形式。数据采集后存储 hadoop 平台中，大数据支撑平台支持对不用存储形式进行管理，以适应不同科研应用场景。

HDFS

Hadoop 分布式文件系统（HDFS）是运行在通用硬件上的分布式文件系统，通过一个高效的分布式算法，将数据的访问和存储分布在大量服务器之中，在可靠的多备份存储的同时还能将访问分布在集群中的各个服务器之上，是传统存储构架的一个颠覆性的发展。

Hive

Hive是基于Hadoop（HDFS，Map Reduce）的一个数据仓库工具，可以将结构化的数据文件映射为一张数据库表，并提供类SQL查询功能，其本质是将SQL转换为Map Reduce程序。Hive还提供了一系列的工具，可以用来进行数据提取转化加载，可以存储、查询和分析存储在Hadoop中的大规模数据。

HBase

HBase是一个分布式的、面向列的开源数据库，非常适合非结构化数据的存储。另外，HBase采用基于列而不是基于行的模式，利用Hadoop HDFS作为其文件存储系统，利用Hadoop Map Reduce来处理HBase中的海量数据，利用Zookeeper作为协同服务，适用于实时读写、随机访问超大规模数据集的需求。

3．大数据治理

（1）数据源管理

公共卫生平台所涉及的数据整合后形成了核心库及多个主题库/分库，将以分库作为数据源进行管理，当在数据应用过程中发生数据异常等现象时，追溯数据源头，匹配数据提供者，提供数据源统一管理的功能。

数据源管理功能将匹配数据提供者与数据源之间的关系；支持创建数据源分类体系，包括传统关系数据库、内存数据库、NoSQL数据库、文本文件等；同时提供可视化管理界面，便于数据管理者监察、维护。

数据源管理功能包括以下内容。

- 数据提供方管理。新增、维护数据提供方，数据提供方与其提供给平台的数据源进行匹配。
- 数据源分类管理。新增、维护数据源类型，如，临床业务、收费管理等，每个数据源将赋予类型属性，便于用户管理。
- 数据源创建及维护。新增数据源，配置其名称、分类、提供方等归属属性以及数据库用户名、密码等连接属性，经测试连接通过后，平台可抽取其中的数据。用户也可随时维护数据源的信息。

（2）数据质量评估

公共卫生平台中的数据由于各机构在业务领域上存在差异性，使录入的数据类目/字段存在差异，因此，提升平台中医疗卫生数据的整体质量将变得尤为重要，平台已针对数据的基本属性做了质量处理，但对不同业务场景具体的个性化需求更精细的数据质量有待完善。公共卫生平台将提供数据质量精准评估能力，满足各科研应用对数据质量的个性化要求。如，在疾病经济学分析中，要求以患者为分析对象，不允许出现同一患者多条记录的情况，数据业务属性评估可根据这类特定的质量要求配置质量评估规则，并对数据表进行质量评估。

本针对科研业务所涉及的数据表，从业务完整性、规范性、表间一致性、表内一致性、数据有效性和唯一性等维度对数据的业务属性进行质量评估，精准定位质量问题。其主要功能如下。

● 质量规则定义。

● 提供质量规则引擎，支持用户自主定义质量评估规则，便于面向具体的科研应用场景进行精准评估，系统将提供完整性、规范性、表内一致性、表间一致性、唯一性、有效性等质量评估规则。

● 质量规则管理。

● 项目提供质量规则管理能力，对已建成的质量规则进行管理、维护。

● 质量评估任务管理。

根据建立的质量评估规则，可执行质量评估任务，获得质量评分。以关联性为例，用户可根据评分主从表之间的关联程度，并依据评分督促各数据提供方提升数据质量。

（3）科研数据资源目录

为了便于科研人员检索、定位、访问研究目标数据，将基于核心数据库整合处理的信息，结合医学科研的研究路径、领域，制定一份基于数据安全等级、业务分类等属性，且便于科研医学理解、识别的分级、分类资源目录，该目录最终将与区域全民健康信息平台的信息资源目录进行整合。

科研数据资源目录功能包括以下内容。

● 目录体系管理。基于科研数据的基础业务属性以及数据使用过程中的明细要求，建立一套分级、分类、分域的数据目录体系，帮助数据使用者了解数据分布状况，并快速地检索与访问目标数据。

● 数据表开放管理。为了保障数据访问安全，对数据表的开放等级进行配置，数据使用者只有具备了对应的数据访问权限后，才能访问相应等级的数据表。

● 数据字段开放管理。对数据字段的开放属性进行配置，保障敏感字段的信息安全。

● 数据目录备注管理。数据管理人员可以对数据表、数据字段进行备注描述，便于数据使用者理解该表及字段的业务逻辑。

● 资源目录查询。数据使用者可对数据资源目录进行多维度检索，通过数据节点、数据表等不同维度的检索，快速锁定目标数据。

（4）流程设计

将数据进行初步的清洗、加工，但由于清洗后的数据还无法完全满足医学科研等具体应用对数据质量的要求，公共卫生平台提供数据治理能力，为用户提供优质科研数据。

● 构建科研数据资源目录。项目将基于核心数据区中的数据，根据医学科研的业务要求，构建科研数据资源目录供数据用户访问、检索使用。

● 数据筛选与组织。当用户锁定目标数据，并申请数据后，系统将根据用户的业务要求，从核心数据区中筛选符合研究目标的数据，并组织形成新的数据集。

● 质量精准评估与优化。根据科研等应用对数据质量的特定要求，对科研数据集的质量进行精准评估，定位质量问题，并提交进行优化。

4．大数据管控

随着健康大数据业务的开展，数据安全难保障将成为管理者所重点关注的问题，大数据管控将重点解决全民健康数据在管理、分发、授权、利用等过程中的安全管理问题，通过构建严谨的数据管理与监控体系，为数据使用、业务开展等过程提供统一管理和安全保障，从而帮助管理者以数据的全生命周期为链条，对数据使用的过程进行全面的把控。

大数据资产管控主要提供数据源管理、数据资源目录管理、安全审批管理、权限管理、统一监控、数据热度分析、数据血缘追溯等业务功能。

（1）安全审批管理

为了保障数据授权过程可管可控，平台提供安全审批管理能力，通过安全审批流程引擎，基于数据的密级、类型、使用方式以及用户等级等不同因素，面向行政管理、机构及公众的数据申请、分析资源申请等业务应用需求，配置相应的安全审批流程，保证资源安全提供给需要的用户使用。

平台提供安全审批流程引擎，基于数据的密级、类型、使用方式以及用户等级等不同因素，面向数据申请、租户分析空间申请等业务需求，配置相应的安全审批流程，保证资源安全地提供给需要的用户使用；同时，平台还将提供可视化的数据视图，直观地展现数据的基本情况、可供使用的用户范围、数据关联性、已授权情况等，使管理者能有一个非常清晰的视图，从而直观、便捷地对数据使用情况进行跟踪，以确保数据的申请、审批、使用过程的规范、安全。

通过平台提供的高易用性的流程配置引擎，用户可基于个性化的业务需求，配置相应的业务流程，基于不同的业务场景、用户等级、数据等级，构建形成灵活、安全、严谨的安全审批体系。

- 用户申请流程的自定义配置。
- 数据申请、审批、授权流程自定义配置。
- 租户数据空间申请流程的自定义配置。

（2）权限管理

平台提供数据权限管理功能，支持自主构建数据权限体系，可以依据数据的不同业务属性将数据进行分类，依据数据的重要程度将数据进行分级，数据使用者只有具备了相应等级的数据权限之后，才能对该等级的数据进行访问、调阅、申请、利用，从而保障了数据的出口安全。

权限体系是用来管理平台中数据资源等级和操作行为的一系列规则，包括用户操作行为权限和用户数据分级权限。

用户操作行为权限：平台为每个操作行为，如登录、访问数据目录、查阅样例数据、申请数据、审批数据等创建行为操作权限，将不同行为操作权限组合形成权限集赋予不同角色。

用户数据分级权限：平台基于数据的业务特性，如行业特征、数据类别、数据来源等进行数据分类；基于数据的安全等级，如绝密、秘密、机密、限制和无级别进行数据分级。通过数据资产的分类分级构建形成系统数据权限体系。

（3）统一监控

平台提供统一监控能力，帮助数据管理者掌握平台中的数据概貌，了解数据使用状况，对平台数据使用者行为进行监管，包括对用户登入、操作、登出的全过程行为；对数据资产进行监控，以数据为对象，包括数据的录入、调用、分析等动态。

a）用户行为

- 数据管理行为监控：对数据管理者创建数据目录、开放及回收数据资产、重构分析利用所需资产等数据管理行为进行监控。
- 数据利用行为监控：对数据使用者访问、调阅、申请数据资产以及通过系统集成工具分析利用数据的行为进行监控。
- 异常行为实时发现：对数据资产的使用过程进行监控，对创建、分发、分析等过程中出现的高频调用、大流量交互等异常行为实时发现并告警提醒。
- 系统运维行为监控：对系统日常运维、管理等操作行为进行监控。

b）数据动态

- 对全量数据资源进行监控，从数据类型、存储策略、安全密级等维度，对平台当前数据以及增长趋势进行监控预测。
- 对数据资源的变更进行监控，包括数据本身的修改、密级变更、目录节点修改，以及操作人员、操作时间等进行监控记录。
- 对数据流向进行监控，查看数据资源在平台中的活动轨迹，包括资源的来源位置、资源所在目录结构位置、该资源存在哪些业务视图、这些视图授权给了哪些租户等。
- 从资源的角度记录用户对该资源申请的频度、用户被授权使用的比率，进而对资源热点进行监控。
- 从数据使用者的角度记录其所申请的数据资源特征，分析掌握不同类型的数据使用者和其所感兴趣数据资源分类间的对应关系。

（4）数据热度分析

为使管理者掌握平台中数据使用的频率、被访问次数等信息，帮助其发现热点数据，了解数据使用情况，平台将提供数据热度分析能力。通过高易用性的可视化工具，调取平台日志文件数据，对数据集被访问、调用的频次进行分析，对数据使用者重点关注的数据集以及执行语句的复杂度分析，发现数据使用者所关注的关键数据、高价值数据。如，通过访问次数 top10 排名，可发现在某段时间内最受关注的数据集；通过分析两年内的访问次数 top5 趋势，可发现热点医疗分析应用的变迁规律等。

（5）数据血缘追溯

在数据产生、加工融合、使用、消亡的过程中，数据之间自然会形成一种血缘关系。数据的血缘关系还包含一些特有的特征，包括归属性、多源性、可追溯性、层次性等。为了能使管理者快速追踪到数据异常发生的原因，平台通过建立信息节点和数据流转线路，对数据资产的数据口径、使用对象、处理方式、流转过程等数据走向进行统一管理，帮助用户对数据资产进行追本溯源，实现数据资产的“血缘式”分析，并通过对数据资源使用权限的控制实现数据管理者对已分发的数据资源的监管。

（6）机制设计

系统提供了一系列功能，结合对数据安全使用的要求，将形成一套数据管控机制，从权限、审批、使用控制、监控等不同维度对系统中的医疗健康数据进行全方位管控。

权限控制：系统将建成一套权限控制体系，对用户行为和数据权限进行管理，登录、访问系统的用户都需遵循该权限体系。

审批控制：当用户发起科研数据申请时，系统提供审批控制机制，根据数据的量级、保密程度等特征进行不同层次的审核审批，保障数据授权可控。

数据使用控制：在数据使用过程中，系统提供专用分析空间等能力，数据的处理、架构、分析等使用过程都将在平台中进行，不脱离平台。

统一监控：以用户行为和数据动态为主的监控管理，服务于数据管理者掌握平台中的数据概貌，了解数据使用状况，对用户行为进行监管，如，用户登入、操作、登出的全过程行为，数据的录入、调用、分析等动态。

5．大数据分析支撑

平台中整合的数据具有极大的价值，为了便于行政管理、机构及公众数据使用者分析利用，将建设数据应用支撑能力，构建一站式大数据分析挖掘体系，实现对医疗大数据分析挖掘的应用支撑，在具体功能上，将通过集成一系列挖掘工具、数据挖掘算法，构建为数据分析人员挖掘数据资产价值的专用分析空间，提供个人空间的数据、工具、工作流、测试等可配置环境。

大数据应用支撑层提供专用分析空间与大数据分析工具功能。

（1）专用分析空间

平台为了降低大数据技术在全民健康领域应用的技术门槛，将构建可视化、人机交互式的专用分析空间，专用分析空间一方面为卫生管理人员、临床分析人员、医学科研人员等数据分析人员提供专属的分析空间，支持分析人员调用部署在其中的分析工具，并进行数据处理、挖掘，帮助其更好地挖掘全民健康大数据的价值，提升医疗管理水平与临床诊疗能力；另一方面保障数据使用过程的可管可控。

（2）大数据分析工具

平台将提供分析人员进行数据利用所需的大数据工具，包括支持分布式环境的模型算法库以及 Rstudio 等大数据预处理、加工、挖掘、分析、可视化工具。

模型算法库

模型算法库将集成对医疗大数据进行挖掘分析的通用模型算法，涵盖大数据预处理、治理、统计分析、回归式分析等基础算法模型。模型算法库可以支持对数值模型的数据预处理、后处理、模型调用控制，包括统计、分类、关联、序列、搜索、聚类、预测等。

平台将集成 RStudio、Jupyter Notebook 等大数据挖掘工具，提升用户进行数据挖掘利用的效率。

RStudio：RStudio 是一个免费的开源的 R 语言的一体开发环境，可以在桌面机（Windows\Mac\Linux）多平台运行，也可以在 Linux 服务器上安装 RStudio 服务器，供用户远程云端 Web 使用。R 是一个优秀的可用于统计计算和统计制图的工具，具备跨平台、自由、免费、源代码开放、绘图表现和计算能力突出等一系列优点。

Jupyter Notebook：Jupyter Notebook 是一个交互式笔记本，支持运行 40 多种编程

语言，支持创建和共享程序文档，支持实时代码、数学方程、可视化。平台将集成 Jupyter Notebook，为用户提供 Python 的开发工具。

平台还支持与外部商用工具的对接，将商用工具部署到专用分析空间，满足用户对特定商用工具的使用需求（商用工具的软件许可由用户提供）。

（3）机制设计

公共卫生平台分析利用机制如下。

共享分析利用资源。平台中现已集成开源的数据分析利用工具、SQL 处理工具和 Rstudio，当用户进行分析的场景较为简单，不需要使用太复杂的算法，且引入计算的数据量较低时，可直接调用平台中集成的工具进行分析利用，该模式下计算、存储所需的资源将由系统动态调配，共享使用。

专享分析利用资源。若用户所需分析工具在平台中未集成，或数据分析场景复杂，需调用较多的存储计算资源，可在线申请虚拟机，并提供对应分析工具的安装包、license，系统管理员将为用户分配虚拟机，并在其中部署由用户提供的分析工具，如，SAS、SPSS 等。该模式下计算、存储所需的资源，用户专享。

通过上述应用机制，大数据分析支撑将面向用户的不同应用场景提供支撑，包括统计分析、基于业务的数据质量评估与追查、算法建模分析等。

统计分析：以 SQL 查询为主的统计分析查询，服务于内部管理统计、外部业务数据服务接口，如门诊量统计等。

基于业务的数据质量评估与追查：以 SQL+业务逻辑为主，分析数据产生的问题，服务于辅助决策、基层医疗问题排查等，还支撑通过该场景查找定向调研人群。

算法建模分析：算法类为主，通过集成工具（平台既有的工具 Rstudio 等；也可根据用户需求，集成 SAS，SPSS 等工具，该场景需要用户自行提供安装文件及 license）内置算法对数据进行初步处理后，进行算法建模分析，服务于高校、企业、深圳市卫生健康委员会（以下简称深圳卫计委），产物一般是论文或者 AI 应用。

6．大数据服务

大数据支撑平台将提供大数据服务能力，提供共享访问控制、开放资源目录服务、数据服务、API 接口池等功能。用户可通过大数据服务快速发现高质量的目标数据资产，通过 API 接口等方式调用、在线读取全民健康大数据资产，并进行数据分析挖掘，充分释放数据价值。

（1）共享访问控制

共享访问控制将对外部用户的数据权限和行为权限进行控制，根据用户业务类型、职责、角色等不同属性设定数据权限，用户只能访问权限允许范围内的资源；同时，平台将对不同用户赋予不同的操作权限，对用户的分析、下载等行为进行管理，保障数据资产使用过程中的安全性。

（2）开放资源目录服务

依据对全民健康大数据资产的价值和数据权限（以及用户权限）的评估划分，在科研应用的基础上，提炼出部分可对外开放的数据集，构建开放共享的科研数据资源目录，另外提供对目录按需维护、变更、更新等功能，便于对科研数据资产开放利用的有效性进行管理。同时，构建的科研数据资源目录将整合进平台的信息资源目录中，形成覆盖全平台、统一的大数据资源目录，方便数据管理者对科研数据资产进行有效管理。

（3）数据服务

通过数据服务提供部分可公开的科研数据表、数据集，便于用户之间进行公开与共享，满足不同用户的科研业务需求。

（4）API 接口池

平台将按照数据资产权限进行标准化统一的接口封装（包括样本片段数据调用 API 接口、可开放数据集调用接口、数据在线查看接口以及按照业务、数据存储形式等进行 API 接口分类），并对外发布。用户可通过调用对应的 API 接口，使用平台提供的科研数据集进行分析挖掘，获取数据价值。

7. 大数据安全防护

建设大数据安全防护能力，保障大数据支撑平台中数据的安全性、正确性、保密性，通过提供访问控制管理、数据加密脱敏等能力，防止数据外泄、数据误操作以及隐私泄露等。

（1）访问控制管理

数据类型包括结构化数据、文件类型数据和接口数据。数据经过处理后将存入核心数据区，用户在进行科研应用服务时，需要通过大数据支撑平台访问核心数据区，采集部分数据形成符合科研需求的科研数据集。由于核心数据区数据资源量很大、面向的使用数据的用户不同、涉及的平台数据密级各异、使用的方式也是不一样，因此公共卫生平台提供访问控制管理的相关功能，保证数据安全地提供给需要的用户使用；同时，平台提供的全景视图功能也能够对数据使用情况进行跟踪，以确保数据的申请、审批、使用过程的规范、安全。

平台中存储的是异构数据、存储的位置也是不同的（分布式存储），因此，平台提供可视化的数据视图，直观地展现数据的基本情况（格式、数量、更新频率、存储方式等）、可供使用的用户范围、数据关联性、已授权情况等，使数据管理者能有一个非常清晰的视图，从而在进行数据安全审批和跟踪时能更直观、便捷。

通过平台提供的可视化工具，关联数据目录信息，创建数据视图，将数据的分类、分层、体量等信息直观地展现；结合日志文件，对用户的数据访问、数据查询等行为进行统计、监控。

数据访问控制管理将实现以下方面。

- 支持分布式异构数据的统一管理和审批。
- 支持对用户使用数据情况的日志记录。
- 支持对数据异常使用的预警。
- 支持对数据异常使用的功能阻断。

（2）数据加密脱敏

大数据支撑平台将面向不同用户群体提供服务，包括面向医疗管理机构、医疗服务机构等，由于服务对象与数据应用场景的差异化，完全使用不经脱敏的数据集容易造成患者个人、家庭信息等隐私数据的泄露，而完全使用脱敏的数据集也会阻碍如各机构医学科研的推进。

平台将提供数据加密脱敏功能，支持对称加密、非对称加密、掩码、数据漂白等多种数据脱敏方式，快速配置脱敏规则，并针对性地执行脱敏任务，形成一份可对外应用的数据集。同时，采用静态数据脱敏和动态触发式数据脱敏技术相结合的方式，对数据的筛选、加载的工作进行监察，并采用 MD5 加密算法对数据进行加密存储，确保数据的隐私安全。

数据加密脱敏功能包括以下方面。

脱敏规则配置：平台支持对称加密（DES、3DES、AES）、非对称加密（SM2、RSA）、掩码、数据漂白等多种数据脱敏方式，用户可快速配置，对电话号码、邮政编码、身份证、社保编号等隐私字段配置脱敏规则。

数据脱敏任务管理：用户可根据业务场景需求，选择需进行脱敏的数据表，从脱敏规则库中筛选已建成的脱敏规则进行脱敏。

密钥管理：平台提供了密钥管理功能，当科研、分析人员的数据权限得到提升后，管理员可提供密钥，使其将已脱敏的数据集进行还原。

第八节　系统数据结构设计

一、主索引管理平台系统

（一）逻辑结构设计要点

公共卫生平台的数据逻辑设计要点应遵循以下原则。

（1）遵循范式的设计要求。

（2）数据表分为三类：配置表、人员信息注册表、人员索引表。

（3）配置表主要维护系统的运行参数及主索引规则信息。

（4）人员信息注册表主要用于接收人员信息注册提交的个人基本信息，分为多个平行子表。

（5）人员索引表用于构建人员主索引及交叉索引，可能是多对多的表关系。

（6）数据表尽可能拆分成逻辑独立的、简单的小表，表之间通过关联关系组织，这样的设计表结构清晰，便于理解与维护。

（7）创建视图实现数据的查询与注册，可以达到核心逻辑隔离的目的，便于与外部数据实体实现松耦合。

（二）物理结构设计要点

人员信息数据的物理存储分为注册区、核心区，注册区数据频繁写入、删除，而核心区数据频繁读取。因此核心区数据表在系统建设初期通过构建索引方式实现快速读取，而注册区数据表将根据不同数据来源，做切分表的方式接收数据，不同切分表的数据处理频率及处理方式可能会有所不同。

（三）数据结构与程序的关系

数据全部以关系型数据的形式存储，在人员信息注册、相似人员匹配、交叉索引建立、主索引查询等过程都会对数据库进行查询、写入操作。

子程序模块之间的数据交互主要以接口方式进行，接口的数据形式一般采用json格式。

（四）基本设计概念和处理流程

1．数据注册

数据注册是指在不同数据来源获取人员信息，主要以两种技术方式实现，批量注册和实时注册，批量注册是数据批量提交的方式，实时注册以服务形式供数据提供方实时调用注册。处理流程如图4-22所示。

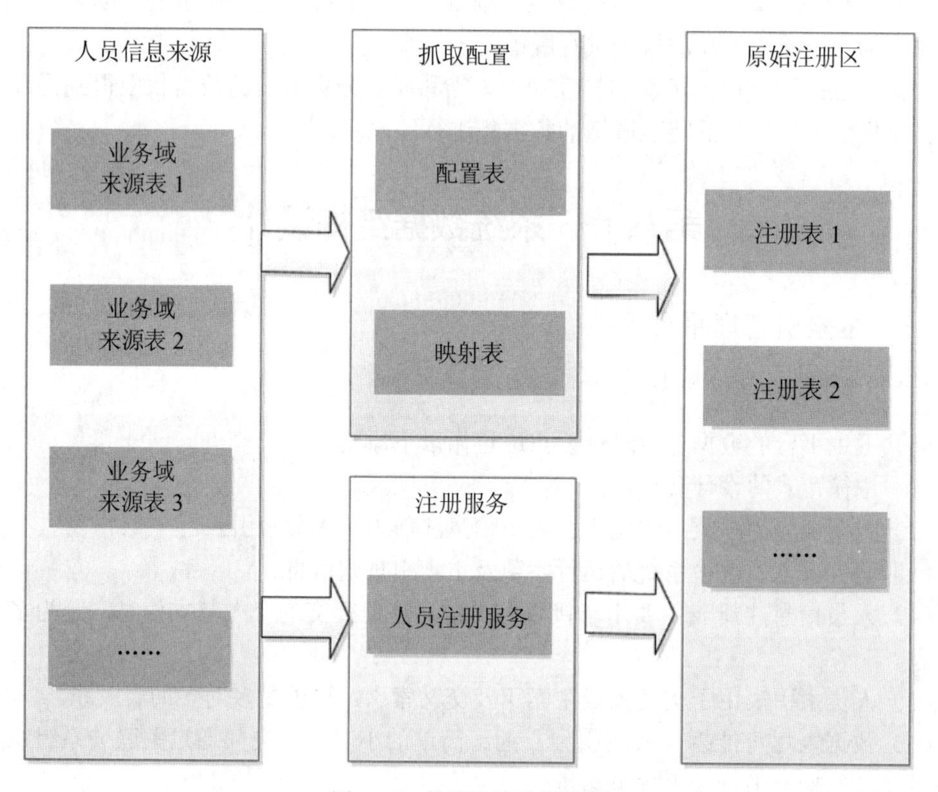

图4-22　数据注册处理流程

2．人员信息匹配

人员信息匹配规则有精确匹配规则和权重匹配规则，其中精确匹配规则按“身份证号”+“姓名”的方式进行，即以“证件类型”“证件号码”“证件作用范围”“姓名”作为组合参数形成人员唯一精确标识，通过对这些组成参数进行哈希运算，MD5运算后形成人员唯一码，处理流程如图4-23所示。

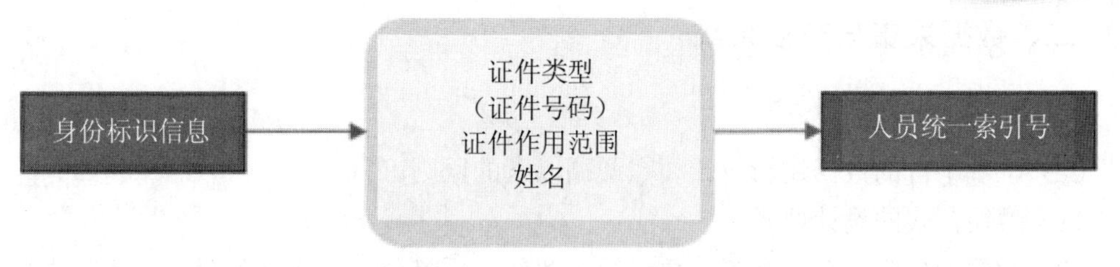

图 4-23　人员信息匹配处理流程

权重匹配规则通过姓名、姓名读音（拼音）、性别、出生日期、手机号、婚姻状况、居住地、户籍地等信息项进行相似度匹配。考虑不同身份信息项在匹配时的重要程度，对每个身份信息项设置权重值，身份信息的相似程度定义为身份信息项各项相似程度的加权和。

3．EMPI 生成

EMPI 的生成过程就是人员信息匹配的过程，交叉索引的形成是自动完成的，即首先通过对每条人员信息记录的“证件类型”“证件作用范围”“证件号码”“姓名”这些信息项使用身份标识信息初始化函数，形成 GlobalID。计算完成后，具有相同身份标识信息的人员记录同时具有相同的 GlobalID，从而形成交叉索引。采用权重匹配规则时，关键信息项排序的方式计算相似度，其主要思路是，如果有一个身份信息项 Item A 满足，相似的身份信息所包含的 Item A 一定是相等的，则可以先按 Item A 对身份信息进行排序，排序完成后具有相同 Item A 的身份信息聚集成若干个组，然后在各个组内再进行身份信息的两两比对即可，如图 4-24 所示。

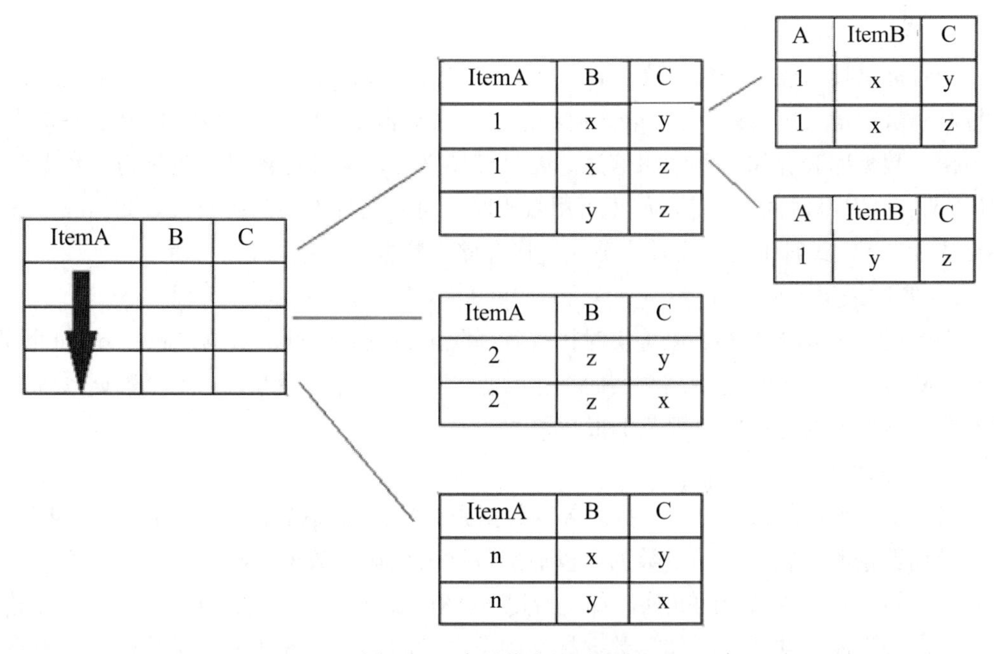

图 4-24　身份信息比对流程

二、数据采集与交换系统

（一）逻辑结构设计要点

公共卫生平台的数据逻辑设计要点遵循以下的原则。

（1）遵循范式的设计要求。

（2）数据表分为：系统配置、质量综合评估、质量分析、指标配置、审计监测等。

（3）数据表尽可能拆分成逻辑独立的、简单的小表，表之间通过关联关系组织，这样的设计表结构清晰，便于理解与维护。

（4）创建视图实现数据的查询与注册，可以达到核心逻辑隔离的目的，便于与外部数据实体实现松耦合。

（二）数据结构与程序的关系

（1）数据结构：系统配置持久化数据。
访问形式：数据库方式访问。

（2）数据结构：实时配置数据。
访问形式：tcp 发送。

（3）数据结构：引擎心跳信息。
访问形式：tcp 发送。

（三）基本设计概念和处理流程

1．定时批量采集数据（如图 4-25 所示）

平台提供接口表数据标准文档，库表增量采集字段建议为时间戳。平台采集交换模块按时间戳增量采集数据，接口表定时清理已被采集数据。平台推荐以 SFTP 服务接收文件数据，数据库表存储文件索引信息，磁盘存储文件，文件存储目录建议为：数据归属编码 / 业务编码 / 时间 / 文件，如无可用编码时，可用名称大写简拼替代。如第三方平台不支持 SFTP 方式时也可将文件字节流直接存储于数据库大字段。

2．实时采集数据

平台提供 SOAP、REST 服务实时接收各医院上报频率较低的数据，提供 socket 服务，允许医院客户端建立长连接高频实时上报数据。无论以上那种方式，上报数据系统需遵循平台提供的数据上报接口规范上报数据。

3．数据整合

采集交换模块的数据整合是指对异构数据源的整合及数据标准的整合，如图 4-26 所示。异构数据源的整合指的是数据可以适配数据采集端及数据接收端不同的协议，让数据以不同的形式在各系统间交换，如平台以 SOAP 服务方式接受实时数据，对数据进行解析后以数据库方式进行存储。数据标准的整合指的是由于各业务系统数据标准各不相同，平台可将这些遵循不同标准的数据整合为平台统一标准的数据。平台提供两种方式进行数据整合：流式处理及 ETL。流式处理可针对每条数据提供格式转换、字段检查、标准转换等无须借助外部数据处理的逻辑。ETL 可借助数据库功能对数据进行逻辑处理，可借助其他表数据参与数据的处理。

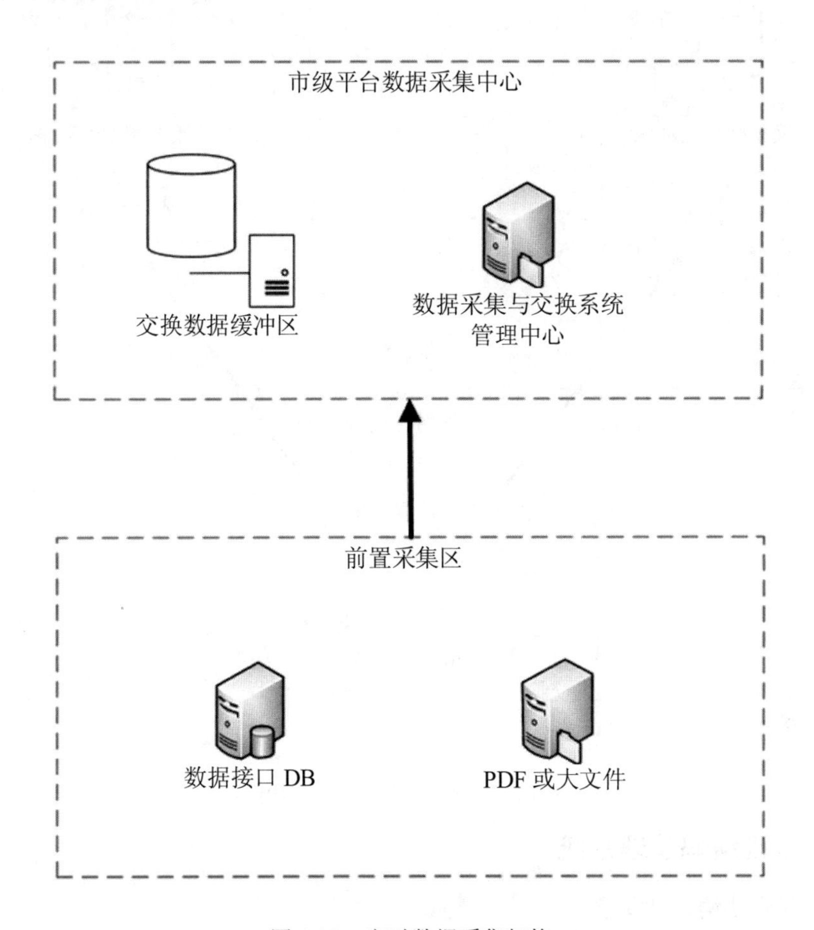

图 4-25　定时数据采集架构

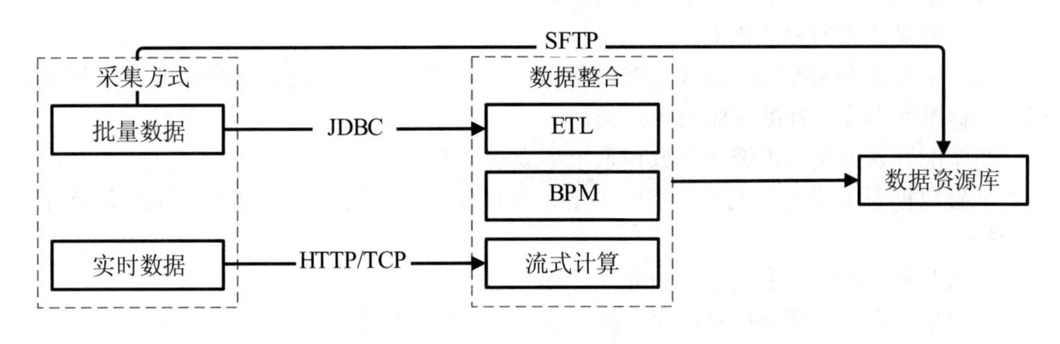

图 4-26　数据整合流程

4．数据上报和数据下沉

数据上报和下沉架构如图 4-27 所示。

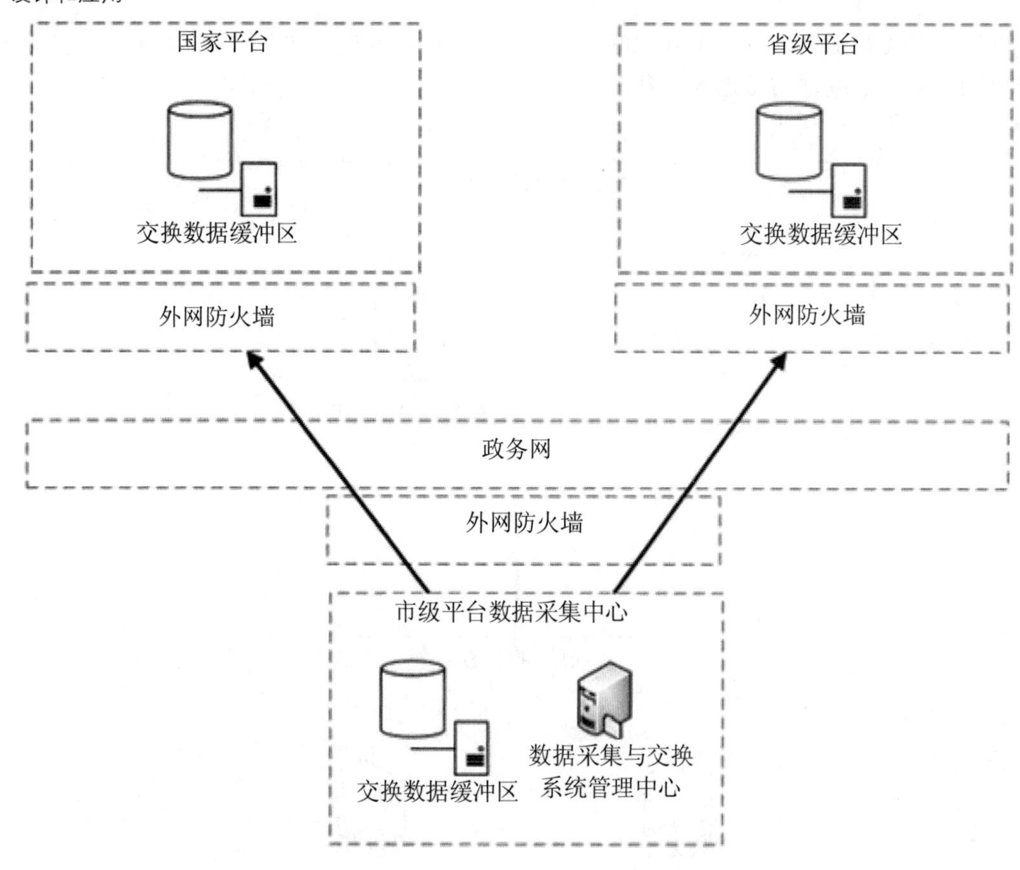

图 4-27　数据上报和下沉架构图

三、基础编码管理系统

（一）逻辑结构设计要点

数据逻辑设计要点遵循以下的原则。

（1）遵循范式的设计要求。

（2）数据表分为系统配置表、基础数据表、互联互通测评表、交换标准表、共享文档表、标准字典表、标准对照表等几类。

系统配置表主要是维护业务域和系统生成唯一 ID。

基础数据表主要包含机构、字段类型、数据元、数据集、标准来源、标准分类等信息维护。

互联互通测评表主要是存储问卷以及测评示例等。

交换标准表包含交换目录、交换接口表、交换标准等维护。

共享文档表为共享文档及其模板配置和管理。

标准字典表是对所有标准字典进行维护和存储。

标准对照表包含对照规则配置、机构数据、平台数据等。

（3）数据表尽可能拆分成逻辑独立的、简单的小表，表之间通过关联关系组织，这样的设计表结构清晰，便于理解与维护。

（4）创建视图实现数据的查询与注册，可以达到核心逻辑隔离的目的，便于与外部数据实体实现松耦合。

（二）物理结构设计要点

该系统数据结构采用 oracle11g 数据库实现并存储。通过 SQL 语言访问数据库，并由 DBMS 实现物理存储以及安全管理。

表空间规划及物理存储参数如下。

（1）名称（tablespace_name）：BZGL_DB。

（2）数据文件名（datafile_name）：BZGL_DB.DBF。

（3）数据文件路径（datafile_path）：$ORACLE_HOME / ORADATA /。

（4）数据文件初始尺寸（datafile_size）：500M。

（5）数据文件扩展方式（extendmodel）：自动扩展，每次扩展大小为 10M。

（6）数据文件最大尺寸（maxsize）：无限制。

（三）数据结构与程序的关系

服务器程序在对系统进行各类操作时，都将调用部分系统数据库的数据结构，对该数据结构进行相应的查询和修改。

物理数据结构主要用于各模块之间函数的信息传递。接口传递的信息是以数据结构封装了的数据，以参数传递或返回值的形式在各模块之间传输。

四、统一服务管理平台

（一）逻辑结构设计要点

数据逻辑设计要点遵循以下的原则。

（1）遵循范式的设计要求。

（2）数据表分为配置、服务注册、服务订阅、应用管理、审计日志。

（3）数据表尽可能拆分成逻辑独立的、简单的小表，表之间通过关联关系组织，这样的设计表结构清晰，便于理解与维护。

（4）创建视图实现数据的查询与注册，可以达到核心逻辑隔离的目的，便于与外部数据实体实现松耦合。

（二）物理结构设计要点

确定数据库物理结构主要指确定数据的存放位置和存储结构，包括确定关系、索引、聚簇、日志、备份等的存储安排和存储结构及确定系统配置等。

1．确定数据的存放位置

为了提高系统性能，根据应用情况将数据的易变部分与稳定部分、经常使用部分和读取频率较低部分分开存放。

2．确定系统配置

在进行物理设计时，根据应用环境，将数据库的大小参数值设置为：事务日志的分配空间为 1.00MB，文件按 10%自动增长，并将文件增长限制为 10.00MB；数据文件的分配空间为 2.00MB，文件按 10%自动增长，并将文件增长限制为 10.00MB。

（三）数据结构与程序的关系

（1）数据结构：系统配置持久化数据。
访问形式：数据库方式访问。
（2）数据结构：调用日志持久化数据。
访问形式：数据库方式访问。
（3）数据结构：实时配置数据。
访问形式：tcp 发送。
（4）数据结构：实时调用日志数据。
访问形式：tcp 发送。

（四）基本设计概念和处理流程

API 管理流程：所有 API 都是以应用为单位进行发布，服务提供者发布 API 后服务消费者可以通过 API 发现浏览 API 信息进行 API 订阅，如图 4-28 所示。服务消费者订阅 API 后必须由管理者进行审订阅批，只有通过审批的 API 订阅才可以被调用。

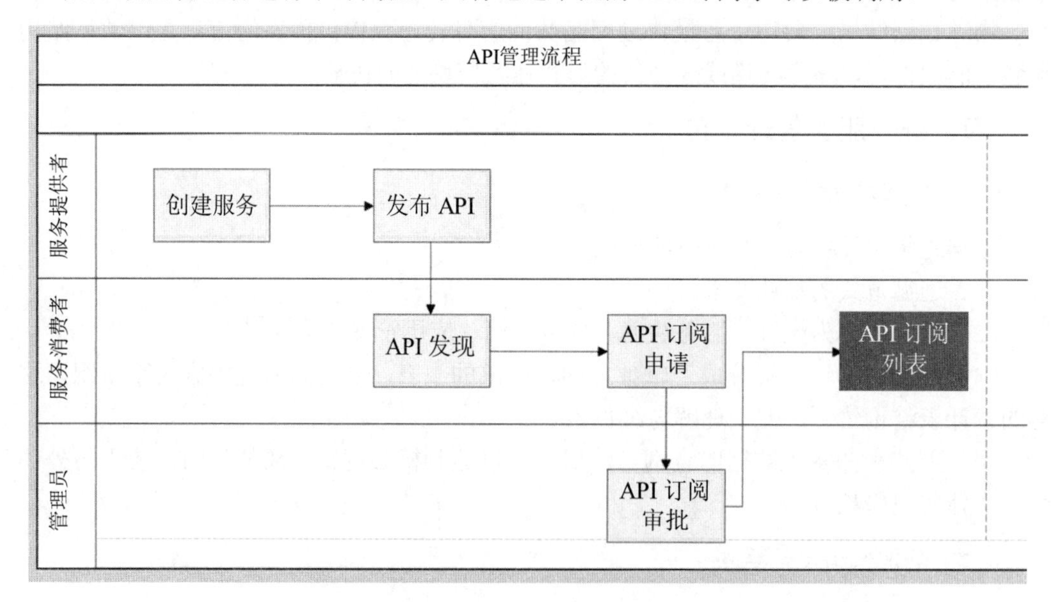

图 4-28　API 管理流程

API 调用流程：服务消费者调用订阅的 API 时需出示调用身份信息及认证签名信息。统一服务管理平台会对服务消费者的身份信息及签名信息进行安全认证，通过认证后进行权限控制，校验该身份信息是否有权限调用。通过安全认证及权限控制后，统一服务管理平台会对本次调用的协议、参数、方法等协议根据配置进行转换。如图 4-29 所示，如果该 API 发布多个目标访问地址时，统一服务管理平台会依据负载均衡算法对访问地址进行负载转发。

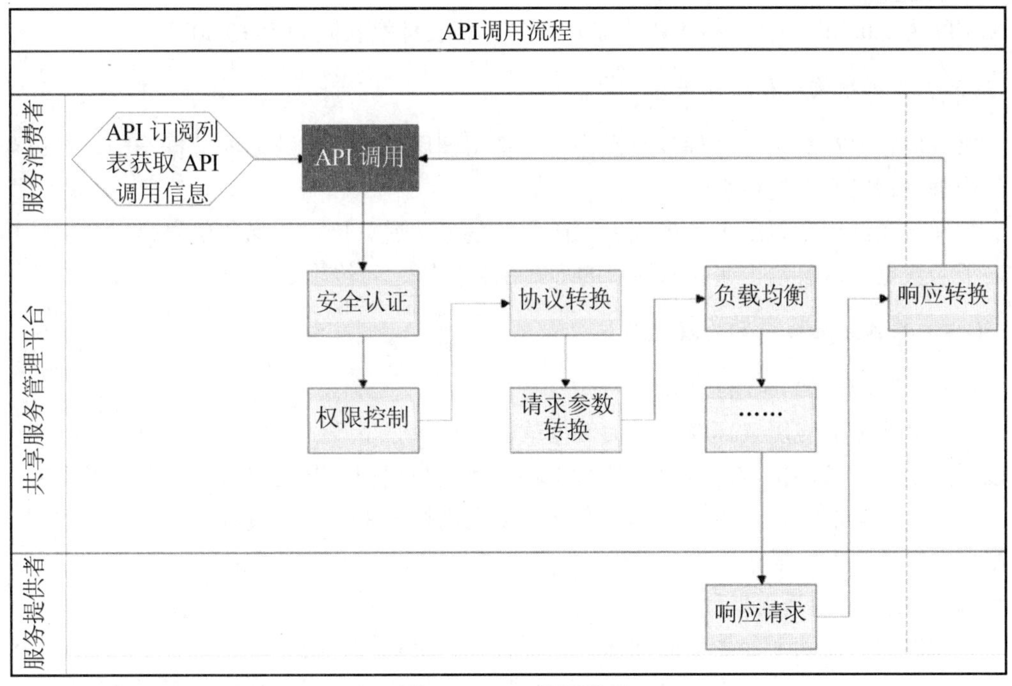

图 4-29　API 调用流程

五、大数据支撑平台

（一）逻辑结构设计要点

逻辑设计要点遵循以下的原则。

（1）遵循范式的设计要求。

（2）数据表分为注册服务、共享文档、通用服务等。

（3）数据表尽可能拆分成逻辑独立的、简单的小表，表之间通过关联关系组织，这样的设计表结构清晰，便于理解与维护。

（4）创建视图实现数据的查询与注册，可以达到核心逻辑隔离的目的，便于与外部数据实体实现松耦合。

（二）物理结构设计要点

确定数据库物理结构主要指确定数据的存放位置和存储结构，包括：确定关系、索引、聚簇、日志、备份等的存储安排和存储结构，确定系统配置等。

1．确定数据的存放位置

为了提高系统性能，我们根据应用情况将数据的易变部分与稳定部分、经常使用部分和读取频率较低部分分开存放。

2．确定系统配置

在进行物理设计时，根据应用环境，将数据库的大小的参数值设置为：事务日志的分配空间为 1.00MB，文件按 10%自动增长，并将文件增长限制为 10.00MB；数据文件的分配空间为 2.00MB，文件按 10%自动增长，并将文件增长限制为 10.00MB。

（三）数据结构与程序的关系

服务器程序在对系统进行各类操作时，都将调用部分系统数据库数据结构，对该数据结构进行相应的查询和修改。

物理数据结构主要用于各模块之间函数的信息传递。接口传递的信息是以数据结构封装了的数据，以参数传递或返回值的形式在各模块之间传输。

（四）基本设计概念和处理流程

1．基于大数据的应用云环境

基于大数据的应用云环境包括大数据软件环境、云资源、云服务，是公共卫生平台得以顺利实施的基础保障。应用云环境中将部署大数据应用基础平台，存储大数据应用基础平台所采集的海量卫生数据，以及在数据利用过程中产生的过程数据、结果数据。应用云环境还为大数据分析服务提供了计算资源、分析环境等支撑。

2．大数据应用基础平台

大数据应用基础平台是功能性的大数据管理利用系统，用户通过大数据应用基础平台实现海量卫生数据的采集、存储管理、数据治理与分析利用，平台包括卫生数据采集层、数据存储与治理层、数据应用支撑层。

（1）数据采集层

数据采集层提供了面向结构化、半结构化、非结构化的数据采集能力，支持多种数据采集方式，通过对采集任务进行管理、监控，保障采集任务的安全、高效。

（2）数据存储与治理层

数据存储与治理层提供了数据统一存储能力与多种数据存储方式，帮助用户实现数据资源的统一汇聚，并支持用户根据业务应用场景的不同灵活调配数据存储目的，为分析利用提供支撑。数据存储与治理层提供了数据源管理、元数据管理、数据规范核查、数据质量评估、资源目录管理等功能，实现对数据资源的规约治理，形成高可用的数据资源。

（3）数据应用支撑层

数据应用支撑层集成了预处理工具集、算法工具集、可视化工具集，为用户进行数据加工、挖掘、展现提供大数据工具支撑。此外，数据应用层还提供外部工具对接功能，支持用户自主接入分析工具，提供了数据应用支撑功能的灵活性。

3．数据分析服务层

公共卫生平台将利用已采集的信息数据，借助大数据应用基础平台提供构建的统一数据资源池，精准获取分析所需数据，并开发信息分析服务。

4．平台权限体系与质量安全

平台提供一套权限体系与质量安全体系，对用户行为权限、数据权限进行全面管控，并保障平台质量安全。

第五章　数据共享交换系统

第一节　功 能 需 求

公共卫生信息管理平台的数据共享交换系统具备公共卫生业务数据交换、公共卫生平台基础服务功能，实现公共卫生业务机构业务数据交换，实现异构数据资源的无缝整合，使各个应用系统能够共享数据、协同整体运转。通过数据共享交换机制，实现公共卫生机构之间的信息共享，对本部分建设内容基于全民健康信息平台建设，使用全民健康信息平台提供的数据共享交换系统，完成对外的数据共享交换。

一、公共卫生业务数据交换

公共卫生平台将实现公共卫生业务机构业务数据交换，再通过区域全民健康信息平台，实现与医疗机构、社康中心的业务数据交换，如居民在各区医疗机构就诊的临床诊疗相关信息、社区公共卫生条线中获得的各类疾病管理信息。

相关医疗卫生机构系统通过对接部署在数据交换共享平台上的一系列数据交互服务，与公共卫生平台实现数据交互。该数据交互服务需要适配各机构系统接口情况，要求满足双向信息传递需求，可在数据交换平台编排和部署相关的业务协同服务，为实现公共卫生数据采集与共享、区域业务协同、公共卫生业务协同提供支撑。

数据共享交换组件要求满足以下技术要求。

1．要求具备可视化配置开发功能。

2．要求具备可视化监控管理功能。

3．要求支持动态接口适配。

4．要求具备数据交换质量管理功能。

5．要求具备数据安全管理功能。

公共卫生数据交换应遵照公共卫生各细分业务域相关数据集标准及相关值域代码。如“个人电子疾病档案数据集”“健康危害因素数据集”“疾病预防控制综合管理与爱国卫生数据集”“疫苗和冷链监测基本数据集”等。

二、公共卫生平台基础服务

通过对业务应用进行分析，将具有共性的业务功能封装成多个业务构件而形成，提供覆盖应用开发、运行、管理各个环节的功能和通用服务，使上层应用开发时可以关注于自身的特定业务逻辑，同时，还需要考虑事务、缓存、参数、数据访问、业务流程、业务规则等方面的问题，增强平台各类应用的可靠性，提高平台运行维护的效率。

要求平台基础服务能够实现对平台对接的各系统实时运行数据的监测管理和预警，

包括并不限于数据整合服务、数据查询服务、数据共享服务、数据统计分析、业务协同服务、基础数据管理、索引服务、业务规则引擎、智能提示组件、单点登录、注册服务、数据质量控制、平台管理等功能。

第二节　总 体 结 构

公共卫生信息平台的数据交换系统主要包括公共卫生业务数据交换和公共卫生业务平台基础服务两大模块，总体结构如图 5-1 所示。

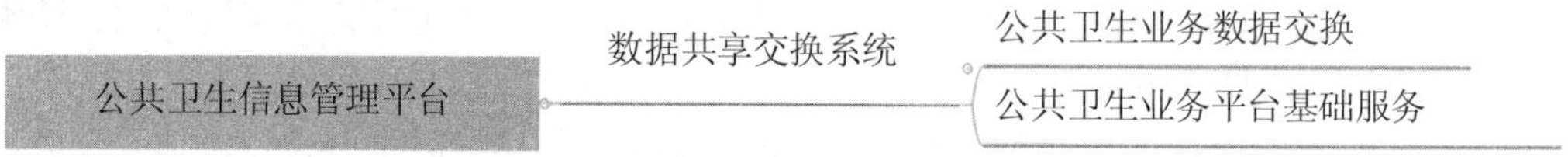

公共卫生信息管理平台
数据共享交换系统
公共卫生业务数据交换
公共卫生业务平台基础服务

图 5-1　数据共享交换系统总体结构

第三节　公共卫生业务数据交换

一、功能概述

数据交换平台为公共卫生平台和外部系统之间提供数据交换服务，包括统一的数据交换和监控管理机制。数据交换平台实现与区域平台、国家疾控中心系统及公共卫生业务系统间的信息互通。数据交换过程建立在统一的数据交换标准之上，能够屏蔽网络和硬件平台的异构性，实现异构数据资源的无缝整合，使各个应用系统能够共享数据、协同整体运转。功能包括并不限于消息传输、数据整合、服务集成、流程整合等功能。

二、功能设计

（一）数据交换策略

公共卫生信息管理平台数据采集交换模块通过实时采集和定时批量采集两种方式为平台采集业务数据。定时批量采集数据来源为平台接口数据库，实时采集数据来源为各公共卫生机构等外部业务系统。平台对采集到的业务数据进行整合处理后，还需将部分业务数据下沉至各业务系统。

1．批量数据采集

平台建 oracle 接口数据库，提供接口表数据标准文档，库表增量采集字段建议为时间戳。平台采集交换模块按时间戳增量采集数据，接口表定时清理已被采集数据。平台推荐以 SFTP 服务接收文件数据，数据库表存储文件索引信息，磁盘存储文件，文件存储目录建议为：数据归属编码 / 业务编码 / 时间 / 文件，如没有可用编码时，可用大写简拼替代。如第三方平台不支持 SFTP 方式时也可将文件字节流直接存储数据库大字段。

2．实时采集数据

平台提供 SOAP、REST 服务实时接收各医院上报频率较低的数据，提供 socket 服务，允许医院客户端建立长连接高频实时上报数据。无论以上那种方式，上报数据系统需遵循平台提供的数据上报接口规范上报数据。

3．数据整合

采集交换模块的数据整合是指对异构数据源的整合及数据标准的整合。异构数据源的整合指的是数据可以适配数据采集端及数据接收端不同的协议，让数据以不同的形式在各系统间交换，如平台以 SOAP 服务方式接受实时数据，对数据进行解析后以数据库方式进行存储。数据标准的整合指的是由于各业务系统数据标准各不相同，平台可将这些遵循不同标准的数据整合为平台统一标准的数据。平台提供两种方式进行数据整合：流式处理及 ETL。流式处理可针对每条数据提供格式转换、字段检查、标准转换等无须借助外部数据处理的逻辑。ETL 可借助数据库功能对数据进行逻辑处理，可借助其他表数据参与数据的处理。

（二）数据交换接口形式

1．基于服务的数据接口

Web 服务数据交换组件用来满足业务数据实时获取的需求，基于平台服务总线，提供统一的服务管理、日志记录和路由转发功能，并支持消息向多个服务转发、在消息交互流程中增加业务逻辑，便于实现传统业务模式到基于平台的业务协同模式的转换。

服务接口是解决程序之间互相通信的一项技术方式，如 Web Service、RPC、RESTAPI 等。Web Service 是描述一系列操作的接口。它使用标准的、规范的 XML 描述接口。这一描述中包括与服务进行交换所需要的全部细节，如消息格式、传输协议和服务位置。远程过程调用（RPC）方法是早些年比较常见的异构系统间互操作方式，典型的如 Java RMI。REST API 是一种互联网软件架构风格，它提供一组设计原则和约束条件，主要用在基于 HTTP 协议的客户端和服务器交互。本方案同时支持以上三种服务接口方式。

2．XML 文档格式

参照国家互联互通交互规范的处理方式，共享文档分为“文档头”与“文档体”两个部分。文档头（注册类信息）包括服务对象身份标识、地点、时间、文档内容类型等以可分析计算为主数据信息。文档体包含的是文档详细内容，其中采用代码填报的则可进行计算，否则属于可阅读的，采用格式化文本文字填报的则可进行基于文字内容的搜索。方案也支持非共享文档的其他 XML 文档采集。

3．数据库中间表方式

提供面向数据库的数据采集适配器及相关配置，支持数据采集、接入、清洗、标准化及 CDA 转换功能，通过不同的数据库适配接口，实现对各种主流数据库系统的支持。如 Oracle、DB2、SQL Server、Sybase、Info Mix 等主流数据库，MySQL、Post Gre SQL 等开源数据库，达梦、GBase8t、人大金仓等国产数据库。

目前各级各类医疗卫生信息系统之间通常仍旧是采用数据库中间表来进行数据交互。这种方式对诸多服务商在实施上是比较方便的，理解上是比较容易的，但也存在一些局限性。为了适应这种便捷的实施方式，本方案也支持数据库中间表的方式。

4．实时通讯方式

实时通讯方式面向各系统提供统一的消息接入管理，支持消息传输通道加密、支持多种传输协议、支持流式数据处理、支持推 / 拉传输模式，满足系统间快速消息集成。

5．订阅 / 发布方式

数据订阅 / 发布提供了一个数据发布和数据消费的框架，让数据订阅者订阅某一主题数据，在主题数据发生改变并发布后，通知数据订阅者更新自身数据。

6．文件方式

支持非结构化文件的采集与整合，有传输任务交互与完成验证机制；在完成非结构化文件传输的同时，完成非结构化文件索引的建立，为数据利用打下良好的基础。

文件交换是一种很简单直观的方式，提交方产生包含需要提供信息的文件，然后接收方通过访问文件获取信息。但是产生文件和接收解析文件一般都需要一定的时间，因此对数据的及时性要求不太高的情况下，这种方式还是值得推荐的。

7．其他方式

除以上几种常见的对接方式外，还有一些其他技术可用于系统接口对接，在某些业务场景下也是适合的，如，socket 方式、ftp 文件共享方式、消息队列方式、URL 方式等。

（三）数据源管理

数据源表示数据的来源。数据源管理主要包括数据源新增、数据源删除、数据源修改、数据源测试以及数据源查看等功能。

1．目标端管理

目标端表示数据的去向。目标端管理主要包括目标端新增、目标端删除、目标端修改、目标端测试以及目标端查看等功能。

2．数据交换方案管理

交换方案是针对数据源、目标端等组件配置出的一个流程化任务。流程化配置包含的组件主要有：开始、数据源、判断、数据映射（输入）、数据映射（连线）、服务调用、目标端（HTTP）、目标端（SOAP）、目标端（非批量 DB）、目标端（批量 DB）、目标端（SOCKET）、结束。

交换方案管理主要包括交换方案新增、交换方案修改、交换方案删除以及交换方案查看等功能。

3．数据交换方案监控

（1）监控系统中配置的每一个交换方案的运转情况、主动采集记录监控以及 socket 连接监控。

（2）其中运转情况通过流程图的方式进行展现，可以看到整个数据处理过程中哪个节点出了问题。

（3）可以通过双击的方式查看异常记录明细，对异常数据可以手动修改、再次发送。

（四）数据质控模式

1．批量校验模式

对批量数据采集情况，一般而言，数据量较大且数据校验逻辑复杂，因此这类数据的校验主要在（云）前置端运算完成，中心端完成数据质量的评价运算。

（1）数据采集方将数据提供单位的原始业务数据转换提交到前置端。

（2）数据采集方做数据校验工作，并将校验完成后的数据写入数据上传库。

（3）在前置端进行数据验证，验证程序对上传库中的数据进行验证处理，并做备份。

（4）将通过验证的数据转入发送库，并通过数据交换平台传入中心端的数据接收库。

（5）在中心端对数据进行数据质量评价，对数据提供单位进行数据质量考核，形成数据质量控制结果。

2．实时验证模式

某些实时业务场景中，对数据的实时性要求较高，可通过实时数据交换服务在采集业务数据过程中对数据做实时验证处理，此时对数据质量控制一般在服务中实时验证并反馈结果。同时，系统提供数据质量统计报告。

3．质控指标体系

通过对采集数据的质量进行评估监控，实现数据采集质量的管理与控制。数据质量控制管理系统内置四个维度几百个指标的数据质量控制体系，通过质量控制体系评估数据上传质量。其具体控制体系如下。

（1）数据完整性控制体系，评估发现如根据数据声明数量、业务约束关系判断的数据漏传导致不完整的问题。

（2）数据一致性控制体系，评估发现业务事件数据和人的关联、业务事件和业务表单明细数据关联性问题。

（3）数据规范性控制体系，评估发现如是否符合接口字段定义的值域要求、业务约束等问题。

（4）数据及时性控制体系，评估发现业务数据发生日期与到达平台日期之间的周期是否在约定范围的问题。

（五）数据安全传递

数据安全传递功能，对数据交换的参与者双方进行有效的身份认证；对交换数据进行数据完整性保护；对通信过程中的整个报文或会话过程敏感信息字段进行加密，支持基于标准的加密机制。

（六）数据交换监控平台

为使数据交换具有可操作性、有据可查并能对其进行有效监控，将设计数据交换监控平台。

第四节　公共卫生平台基础服务

一、功能概述

通过对业务应用进行分析，将具有共性的业务功能封装成多个业务构件而形成，提供覆盖应用开发、运行、管理各个环节的功能和通用服务，使上层应用开发时可以关注自身的特定业务逻辑，同时，还需要考虑事务、缓存、参数、数据访问、业务流程、业务规则等方面的问题，增强平台各类应用的可靠性，提高平台运行维护的效率。

要求平台基础服务能够实现对平台对接的各系统实时运行数据的监测管理和预警，包括并不限于数据整合服务、数据查询服务、数据共享服务、数据统计分析、业务协同服务、基础数据管理、索引服务、业务规则引擎、智能提示组件、单点登录、注册服务、数据质量控制、平台管理等功能。

二、功能设计

（一）数据整合服务

数据整合服务，提供对数据的集成及加工、处理、转换功能。用户可以从不同结构的数据源中抽取数据（Extract），对数据进行复杂的加工处理（Transform），最后将数据加载到各种存储结构中（Load）。如，从不同数据库、结构化文件等抽取数据，并加工成统一的数据格式，最后加载到数据仓库中，供应用使用。

服务提供从固定格式的数据库中抽取数据，并将这些数据转换为符合卫生信息标准化规范中的共享文档格式，然后将该共享文档下载到或者上传到指定的存储位置。

数据整合方式要求提供以个人为中心的个案数据的整合；以业务主题域为中心的批量管理数据的整合；以 XDS 目录服务为基础的文档索引信息的整合。

（二）数据存储服务

1．关系型数据库

平台针对关系型数据库存储可提供相应的数据分库分表策略，实现数据的分布式存储管理能力。其主要包含下列功能。

（1）统一的数据结构规范管理功能。实现对关系型数据库存储结构的统一管理。

（2）数据结构创建、核对、授权管理功能。根据数据结构管理规范信息，实现对数据表结构的自动管理功能。

（3）对同一数据结构可进行分库分表配置，支持用户自行定义相关的数据分库分表规则，在现有的关系型数据库中实现业务数据按照分布逻辑分散存储。

2．共享文档

共享文档存储体量巨大，考虑文档存储扩展的便利性以及文档复合检索的相关要求，平台对此类共享文档采取利用关系型数据库进行文档索引存储，利用大数据技术实现文档内容存储的复合解决方式。在保障文档复合检索调用要求的同时，确保文档内容存储空间和数据共享性能的可扩展性。

3．数据文件

数据文件存储数据量大且内容零散。对此类数据对象的存储和检索要求，文件索引信息采取利用关系型数据库进行存储，文件本身则根据用户要求可选择文件服务器、HDFS 或数据库的方式进行存储。

（三）数据共享服务

数据共享服务提供多种信息共享访问方式（同步式、主动获取式、订阅发布式、批量数据提供等），支持多种数据类型（结构化数据、共享文档、非结构化数据等），按照访问用户的需求提供满足条件的数据。

同步式：平台采集后需要同步省级平台或其他业务管理平台的数据，根据属地分发方式同步各平台。

主动获取式：数据访问对象主动向平台获取数据，平台提供对单个或数据集合的数据的检索和访问服务。

订阅式：平台根据订阅信息，在数据产生时，把数据同步给订阅对象。

批量数据提供：根据数据访问对象批量需求，提供批量数据获取方式（ETL、数据镜像等）。

（四）数据查询统计服务

信息查询服务应该提供信息平台上各种资源的查询服务，包括个人信息查询、医疗机构和医疗人员查询、术语查询、健康档案文档查询、统计数据查询等。

1．数据比对服务

比对服务主要针对全民健康有关法律文书或证书，为其他部门提供的一种文书或证书的确认服务。比对服务的功能主要包括比对申请人管理、比对信息定义、比对结果发布、比对信息下载、比对日志等功能。

2．数据下载服务

在已获取授权的情况下，信息共享应该提供查询数据的下载服务。在更加严格的授权限制下，应提供可选择的下载数据形式，包括可修改版本和不可修改版本，如，PDF格式或者 Excel 格式等。

（五）主索引服务

平台提供主索引服务，为居民建立唯一的身份识别标识（MPI），居民在区域内任何卫生机构接受健康服务产生的健康数据将会与个人唯一标识进行统一关联，形成一个完整的健康数据集合。同时，利用 MPI PIX 技术，保证公共卫生平台与各其他各平台以及公共卫生业务系统之间的患者主索引数据的一致性、唯一性和准确性。

主索引服务是基于 IHE PIX 规范形成的一个服务组件，它将来源于不同系统的病人信息进行整合、归并，形成病人主索引，这是将散落在各终端系统中的同一病人的就诊、免疫、体检、公共卫生服务等信息归并在一起，构建病人信息共享的基础。其主要功能包括新增索引、更新索引、修改索引、获取患者交叉索引、索引匹配、索引发布、索引管理等功能。

（六）基础数据管理服务

元数据及数据元管理服务是针对国家卫健委制定的相关卫生信息元数据及数据元等标准规范，数据字典进行统一管理的组件。其主要功能包括元数据及数据元定义、值域管理、版本管理等。

元数据是关于数据的数据，元数据是数据质量管理系统实现的基础，是描述和控制数据中心系统中数据的数据，它提供了数据模型、指标口径及数据处理过程等相关信息，方便数据质量问题的定位和解决。

平台能够为数据中心数据服务总线提供主数据管理功能。平台将元数据存放在资料库中，资料库本质上是存放在关系型数据库中的一系列表。因此，数据集成平台的元数据管理是开放的，数据中心用户可以使用所有报表工具去展现元数据。

在数据中心中，元数据可以帮助数据中心数据管理员和数据开发人员非常方便地找到他们所关心的数据；元数据是描述数据仓库内数据的结构和建立方法的数据，可将其按用途的不同分为两类：技术元数据和业务元数据。

业务元数据主要包括以下信息：使用者的业务术语所表达的数据模型、对象名和属性名；访问数据的原则和数据的来源；系统所提供的分析方法以及公式和报表的信息。

平台允许在由于元数据的改变导致系统出问题之前，发现和修正问题。利用此特性可以让用户主动管理系统。

（七）智能提示组件

以基础协同智能前哨程序作为智能提醒组件为平台服务。

（八）单点登录

公共卫生信息管理平台单点登录负责向用户提供统一的门户登录入口，即便是平台中存在多套用户管理模块、授权以及认证系统，通过单点登录组件，用户仍然可以通过一次登录获得所有需要访问系统的授权，实现“一处登录，多系统展现”。通过使用单点登录功能，用户只需要记忆一套用户名和密码，极大地方便用户的使用，改善用户使用应用系统的体验。

单点登录的主要应用场景包括以下内容。

1. 主动登录

当用户首次在某个应用系统登录时，此应用系统除了一般用户认证过程外，还将用户在此应用系统的身份信息发送给单点登录服务器，由单点登录服务器根据之前所做的联盟关系，决定是否记录和这次登录操作相关的处理。

2. 被动登录

用户在某个应用系统登录之后，如果通过链接等方式去访问系统中的另一个应用系统，则首先通过单点登录服务器获得此应用系统上的用户身份信息（前提是有结盟关系），并处理自身原有的登录过程，模拟正常登录的系统状态。

3. 单点退出

当用户退出登录时，可以选择是单点退出，还是仅仅对本应用系统退出。如果是单点退出则会退出所有已经登录的应用系统，从而保证平台安全的一致性。

（九）业务规则服务

业务规则服务是细颗粒的验证和逻辑处理规则对象的采集器，它在运行期间进行组合以执行适用于正在被处理的特定类型的平台互联互通性事务的业务逻辑。业务规则以硬编码方式或者业务规则服务调用方式使用。

（十）注册类服务

注册类服务为建立统一的基础信息提供统一的注册，以保证基础信息建立的规范性和统一性。注册类服务主要包括个人注册服务、专业人员注册服务、卫生机构注册服务、卫生术语与字典注册服务四类。

1．个人注册服务

个人注册服务是指在一定区域管辖范围内，形成一个个人注册库，个人的健康标识号、基本信息被安全地保存和维护着，提供给国家卫生信息平台所使用，并可为医疗就诊及公共卫生相关的业务系统提供人员身份识别功能。

个人注册服务满足实现针对身份证、社保（医保）、医疗服务一卡通、电子健康卡等各类就医凭证的居民身份唯一性识别的需求。该注册服务主要由各医院、社区和公共卫生机构来使用，完成个人 / 患者的注册功能。

2．专业人员注册服务

医疗卫生服务人员注册用于对医疗单位内部所有医疗卫生服务人员的基本信息进行注册和管理。医疗卫生服务人员包括医生、护士、医技人员、药事人员等提供医疗卫生服务的全部医务人员，通过对医疗卫生服务人员基本信息、专业信息的记录，可以实现对医疗卫生服务人力资源的全面掌控、统一管理、合理配置。

医疗卫生服务人员注册库是一个单一的目录服务。平台为每一位医疗卫生服务人员分配一个唯一的标识，并提供给平台以及与平台交互的系统和用户所使用。

作为医疗机构内医疗卫生服务人员信息的唯一管理者，医疗卫生服务人员注册服务向授权管理、访问控制及其他需要使用医疗卫生服务人员信息的业务系统提供信息发布服务。感兴趣的系统可以订阅医疗卫生服务人员注册服务。

3．卫生机构注册服务

医疗卫生机构（科室）注册用于对医疗卫生机构（科室）的基本信息进行管理，通过对医疗卫生机构（科室）基本信息的统一管理，可以向基于人口健康信息平台建设的各应用系统、患者提供完整、统一的医疗卫生机构（科室）信息。

通过建立医疗卫生机构（科室）注册库，提供各相关医疗机构及医疗机构所有科室的综合目录，系统为每个机构、科室分配唯一的标识，可以解决医疗活动中医疗卫生服务场所唯一性识别问题，从而保证在医疗业务活动中涉及的不同系统中使用统一的规范化的标识符，同时也满足与各医疗卫生服务机构的互联互通要求以及维护居民健康档案信息的统一标识需求。

4．卫生术语与字典注册服务

（1）卫生术语注册服务

术语注册用于从数据定义层次来解决各系统的互操作问题。术语的范围包括医疗卫生领域所涉及的各类专业词汇。

术语注册库用来规范医疗卫生事件中所产生的信息含义的一致性问题。术语可由平台管理者进行注册、更新和维护；各应用系统使用术语库，根据术语的更新频率及其数据量级可以通过在线、离线两种方式来获取服务。如果选择离线方式，需考虑更新频率和更新策略的问题。对更新频率较多且数据量较大的术语，应采用订阅发布机制来完成。

（2）字典注册服务

数据字典注册库用来规范医疗卫生事件中所产生的信息含义的一致性问题。字典既可由平台管理者又可由机构内各应用系统来提供注册、更新和维护。

各应用系统使用字典库，根据字典库的更新频率及其数据量级，可以通过在线、离线两种方式来获取服务。如果选择离线方式，那么需要考虑更新频率和更新策略的问题。对更新频率较多且数据量较大的数据字典应采用订阅发布机制来完成。

（十一）服务管理平台

服务管理平台总体上分为管理系统和执行引擎两大部分。管理系统的使用者分为两类角色：系统管理员及普通用户。系统管理员在系统内主要负责基本信息的维护、管理和监控；普通用户主要负责服务所属应用的管理、服务 API 的管理、发布及订阅等。执行引擎主要用于响应管理系统所实施的配置信息，根据配置来实现服务之间的互操作，包括服务地址路由、服务参数转换、服务负载均衡、服务调用者保护及服务安全策略实施。

系统管理通过访问系统，设置基础参数，配置服务市场；共享服务提供者对服务进行配置，在服务市场中注册和发布服务，批准可访问的消费者；共享服务消费者在服务市场中发现共享服务，并提出订阅和消费需求；服务总线接收系统发出的配置指令，并将服务连通实施生效，并根据给定的路由和访问规则，控制共享服务的访问，并通过超时、负载及断路等机制保护服务的提供者和访问者。

1．业务单位管理

服务的发布者和订阅者一般是通过业务单位组织的，所以业务单位信息的维护是一项重要的元数据管理功能。系统管理员通过该模块可以查看各个业务单位的信息，维护各个业务单位的信息及建立业务单位的关系信息。

业务单位管理模块主要用来维护业务单位的基础元数据，包括单位、行政区划、业务状态等信息。该模块还负责维护业务单位的上下级关系树。提供按业务单位树的业务单位查看和搜索，支持建立和维护业务单位基本信息，支持业务单位上下级关系的维护。

2．引擎健康状况

引擎是共享服务连通的主要运行态中间件，其可用性及高效性状况至关重要。系统管理员在引擎健康状况模块可以搜索和查看各个引擎的信息及其健康状况，除此之外还可以删除废弃的引擎信息。

3．服务运行监控

依据服务监控日志的平台对外服务监控，支持对外服务的计量统计管理。

4．智能化工具

对服务的组装和调试以及应用上线过程中出现的问题进行自动预警与性能判断。

（1）对服务访问的耗时统计，服务访问评价耗时分析。

（2）服务结果追溯功能，服务的成功失败情况。

（3）服务健康诊断包：对关键应用服务开发健康诊断功能，通过轮询返回结果，判断预设业务逻辑的服务是否正常运行。

另外，平台可以对接短信平台或邮件服务，实现通过短信和邮件的自动预警和第一时间故障通知功能。

5．智能化工具

（1）对服务访问的耗时统计，服务访问评价耗时分析。

（2）服务结果追溯功能，服务的成功失败情况。

（十二）信息安全类服务

安全类服务主要提供用户访问管理、不可抵赖、数据安全传递、数据安全路由、隐私保护、审计追踪等手段保证信息安全和隐私保护。

1．用户访问管理

用户访问管理功能，允许并管理用户通过平台访问个人的健康信息，用户在进行系统访问时进行有效的身份认证。

2．不可抵赖

数字签名（又称公钥数字签名、电子签章）是一种类似写在纸上的普通的物理签名，但是使用了公钥加密领域的技术实现，用于鉴别数字信息的方法。一套数字签名通常定义两种互补的运算，一个用于签名，另一个用于验证。

数字签名用于确保数据的完整性和不可变更性。这些数据诸如：数据文件、报告、记录中的字段域、安全声明、XML 文档等，包括被转换为 XML 文档的 HL7 消息或对象中的元素。这项服务在生成签名之前先验证数字证书没有被撤销。

不可抵赖功能，在系统执行关键业务操作时，对参与者 / 操作者发生动作加入数字签名功能；在敏感信息传送时，对传送数据进行数字签名，确保消息的发送者或接收者以后不能否认已发送或接收的消息；支持对数字签名信息加盖时间戳。时间戳保证在国家的法定时间源下，从而保障时间的授时和守时监测。

3．数据安全传递

数据安全传递功能对数据交换的参与者双方进行有效的身份认证；对交换数据进行数据完整性保护；对通信过程中的整个报文或会话过程敏感信息字段进行加密，支持基于标准的加密机制。

4．数据安全路由

数据安全路由功能在通信双方建立连接之前，应用系统进行会话初始化验证；确保只和认证及授权过的来源和目的地进行数据传递。

5．隐私保护

通过访问权限管理、数据加密等多种安全手段，在保证健康档案（含电子病历）共享的同时实现对居民隐私的保护。提供单点登录、授权、认证、基于角色的访问、数据库高级安全、应用流程控制等。病人同意原则：强调居民 / 病人权利，居民健康信息授权使用。匿名化：用于分析研究时隐去不必要的人员基本信息。居民个人隐私诊断信息隐藏，如艾滋病等。

6．审计追踪

审计追踪服务提供对每个事务所涉及的系统、用户、医护工作者、患者 / 居民、健康数据等的报告功能。这些服务对满足其他业务需求，如系统管理、事务监控、记录重要的与隐私和安全有关的事件等也是至关重要的。

审计追踪服务仅用于事后追踪，不对事务进行任何判定审核。安全审计服务忠实记录平台的服务调用情况。每一条审计都记录服务调用的用户、应用系统、位置信息（机构和 IP 地址等）、时间、服务（和 URL 等）以及访问结果等信息。

审计追踪服务对外提供以下接口服务。

（1）新增审计记录服务。

（2）审计记录查询服务。

（3）获取指定审计记录服务。

（4）安全信息的统计分析。

（5）用户访问行为监测等。

第五节　系统数据结构设计

一、逻辑结构设计要点

公共卫生信息管理平台数据逻辑设计要点应遵循以下原则。

（1）遵循范式的设计要求。

（2）数据表分为系统配置、质量综合评价、质量分析、指标配置、审计监测等。

（3）数据表尽可能拆分成逻辑独立的、简单的小表，表之间通过关联关系组织，这样的设计表结构清晰，便于理解与维护。

（4）创建视图实现数据的查询与注册，可以达到核心逻辑隔离的目的，便于与外部数据实体实现松耦合。

二、物理结构设计要点

该系统数据结构采用 oracle11g 数据库实现并存储。通过 JAVA 的 hibernate 框架访问数据库，并由 DBMS 实现物理存储以及安全管理。

三、数据结构与程序的关系

（1）数据结构：系统配置持久化数据。
访问形式：数据库方式访问。

（2）数据结构：实时配置数据。
访问形式：tcp 发送。

（3）数据结构：引擎心跳信息。
访问形式：tcp 发送。

四、基本设计概念和处理流程

（一）定时批量采集数据

数据库提供接口表数据标准文档，库表增量采集字段建议为时间戳。平台采集交换模块按时间戳增量采集数据，接口表定时清理已被采集数据。平台推荐以 SFTP 服务接收文件数据，数据库表存储文件索引信息，磁盘存储文件。文件存储目录建议为：数据归属编码 / 业务编码 / 时间 / 文件，如无可用编码时，可用名称大写简拼替代。如第三方平台不支持 SFTP 方式时也可将文件字节流直接存储数据库大字段。

（二）实时采集数据

平台提供 SOAP、REST 服务实时接收各医院上报频率较低的数据，提供 socket 服务，允许医院客户端建立长连接高频实时上报数据。无论以上哪种方式，上报数据系统需遵循平台提供的数据上报接口规范上报数据。

（三）数据整合

采集交换模块的数据整合是指对异构数据源的整合及数据标准的整合。异构数据源的整合指的是数据可以适配数据采集端及数据接收端不同的协议，让数据以不同的形式在各系统间交换，如平台以 SOAP 服务方式接受实时数据，对数据进行解析后以数据库方式进行存储。数据标准的整合指的是由于各业务系统数据标准各不相同，平台可将这些遵循不同标准的数据整合为平台统一标准的数据。平台提供两种方式进行数据整合：流式处理及 ETL。流式处理可针对每条数据提供格式转换、字段检查、标准转换等无须借助外部数据的处理的逻辑。ETL 可借助数据库功能对数据进行逻辑处理，可借助其他表数据参与数据的处理。

第六章　公共卫生业务管理系统

第一节　功 能 需 求

一、公共卫生项目管理系统

以指标为基础，以可视化技术为手段，实现系统对国家重大公共卫生项目、市级重大公共卫生项目、市级基本公共卫生项目的执行情况监管。以项目为基础，优化业务管理工作流程，统一数据对接标准，整合或对接各线条业务管理系统，实现各种层级的公共卫生项目的统一管理，实现数据互联互通，提升业务数据综合分析和应用能力。

二、公共卫生资源可视化管理系统

对全市公共卫生资源信息进行整理和展现，进行常态的集中管理以及为领导指挥决策与调度控制提供各类资源信息依据。系统展现的数据主要包括公共卫生机构资源、公共卫生服务对象资源、公共卫生知识资源，如，疾病预防控制资源信息（疾控机构、专业人员信息、应急物资信息、传染病预防控制、职业中毒应急处置等单项技术方案及预案、相关法律规范）、卫生监督资源管理信息（卫生监督资源管理：卫生监督机构信息、专业人员信息、仪器设备信息、食物中毒、公共场所及职业中毒事件等应急处置技术方案及预案、各类中毒诊断标准、相关法律规范）等。

第二节　总 体 结 构

公共卫生信息平台的业务管理系统主要包括公共卫生项目管理系统、公共卫生资源可视化管理系统，总体结构如图 6-1 所示。

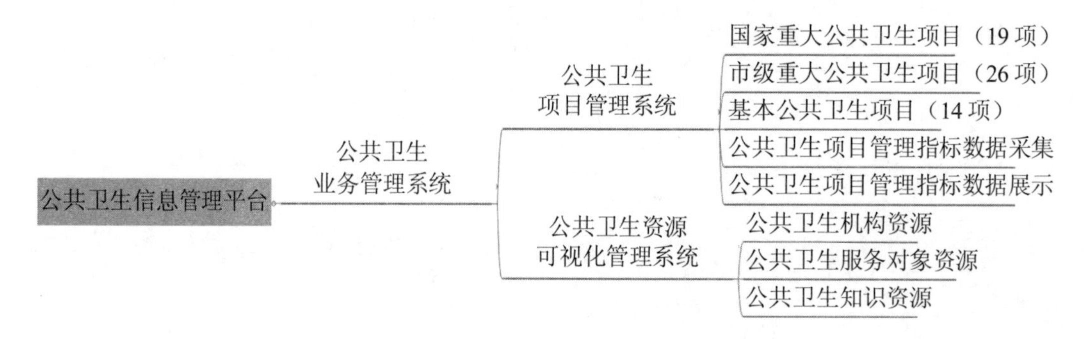

图 6-1　公共卫生业务管理系统总体结构

第三节　公共卫生项目管理系统

一、公共卫生项目管理范围（见表 6-1 所列）

表 6-1　公共卫生项目管理范围

项目类别	项目名称
国家重大公共卫生项目（19 项）	艾滋病“四免一关怀”项目
	水和环境卫生项目
	疟疾防控项目
	流感监测项目
	预防艾滋病梅毒乙肝母婴传播服务
	严重精神疾病管理治疗项目
	全民健康生活方式行动
	慢性病及其相关危险因素监测与管理
	慢性病高风险人群健康管理服务项目
	血脂异常人群健康管理服务项目
	结核病防治项目
	重点癌症早诊早治项目
	麻风病防治项目
	重点职业病监测与职业健康风险评估
	职业性放射性疾病监测与医用辐射防护监测项目
	医用辐射防护监测
	卫生监督管理项目
	职业病诊断项目
	中毒控制项目
市级重大公共卫生项目（26 项）	儿童脊髓灰质炎疫苗 IPV / OPV 序贯免疫项目
	深圳老年人流感和肺炎疫苗免费接种项目
	二年级小学生六龄牙免费窝沟封闭
	梅毒综合预防与控制项目
	淋病和生殖道沙眼衣原体感染综合防治项目
	慢性病联盟患者管理模式探索项目
	麻风病防治项目
	免费婚前和孕前优生健康检查
	计划生育技术指导咨询及有关临床医疗服务
	新生儿遗传代谢病筛查项目
	新生儿听力筛查（初筛）服务项目

（续表）

项目类别	项目名称
市级重大公共卫生项目（**26**项）	地中海贫血预防控制项目
	消除艾滋病梅毒乙肝母婴传播服务
	高通量基因检测21、13、18-三体综合征产前筛查项目
	适龄妇女宫颈癌HPV筛查项目
	适龄妇女乳腺癌筛查项目
	职业性放射性疾病监测与职业健康风险评估（放射卫生）
	医用辐射防护监测
	放射诊疗许可技术支撑
	放射性指令性检测
	核电站周围居民健康与卫生监测
	居民食品放射性监测
	居民饮用水放射性监测
	放射工作人员放射防护和法律知识培训
	重点职业病危害因素监督抽检
	职业病危害调查技术服务
市级基本公共卫生项目（**14**项）	居民健康档案管理服务
	健康教育服务
	预防接种服务
	0～6岁儿童健康管理服务
	孕产妇健康管理服务
	老年人健康管理服务
	慢性病（高血压、2型糖尿病）患者健康管理服务
	严重精神障碍患者管理服务
	肺结核患者健康管理服务
	中医药健康管理服务
	传染病及突发公共卫生事件报告和处理服务
	卫生计生监督协管服务
	免费提供避孕药具服务
	健康素养促进服务

（一）国家重大公共卫生项目

（1）艾滋病“四免一关怀”项目：艾滋病免费咨询检测、免费抗病毒治疗、免费母婴阻断，对艾滋病儿童免费上学，对经济困难患者进行救助。

（2）水和环境卫生项目：资料收集；雾霾特征污染物（PM2.5）监测和成分分析；小学生健康影响调查；社区居民健康影响调查。水质基本情况监测；区域水质风险指标监测；水质放射性指标调查。

（3）疟疾防控项目：疟疾监测；疫情报告、个案调查与疫点处置；健康教育；督导培训。

（4）流感监测项目：开展流感样病例监测；流感病原学监测；流感样病例暴发疫情监测。

（5）预防艾滋病梅毒乙肝母婴传播服务：提高人群预防艾滋病、梅毒和乙肝母婴传播的意识，为孕产妇提供预防艾滋病、梅毒和乙肝母婴传播综合防治服务，最大程度的降低艾滋病、梅毒和乙肝母婴传播造成的儿童感染，改善妇女、儿童的生活质量及健康水平。

（6）严重精神疾病管理治疗项目：患者发现诊断、登记报告，随访管理与指导，居家患者药物治疗辅导，应急处置，精神康复，人员培训，宣传与健康教育，督导指导，信息与资料管理，质量控制。

（7）全民健康生活方式行动：创建8类健康支持性环境、全民健康生活方式指导员培训。

（8）慢性病及其相关危险因素监测与管理：各级医疗机构登记报告新发恶性肿瘤、脑卒中、急性心肌梗死病例，每5年进行一次慢性病及其危险因素流行病学调查。

（9）慢性病高风险人群健康管理服务项目：为纳入管理的慢性病高风险人群提供生活方式干预。

（10）血脂异常人群健康管理服务项目：为纳入管理的不同类型血脂异常患者进行治疗性生活方式治疗和/或药物治疗。

（11）结核病防治项目：建立结核病分级诊疗和综合防治服务模式，开展结核病（耐药结核病）的疫情监测、病人发现、诊断、治疗、管理、评估和质量控制。

（12）重点癌症早诊早治项目：全市每年完成常住居民的“五癌”危险因素问卷调查和风险评估，并完成5000人次的临床筛查。

（13）麻风病防治项目：麻风病疑似症状和体征监测，现症麻风病人全程规范管治，麻风病治愈者、患者家属及密切接触者综合检查监测，个性化麻风病畸残预防与康复工作。

（14）重点职业病监测与职业健康风险评估：开展重点职业病危害因素所致职业病监测；开展职业健康风险评估。

（15）职业性放射性疾病监测与医用辐射防护监测项目：放射工作人员职业健康管理基本情况调查；监测医院放射工作人员职业健康管理；职业性放射性疾病诊断与鉴定。

（16）医用辐射防护监测：监测掌握医疗机构放射诊疗工作人员及患者防护情况、放射诊疗设备安全防护管理情况等内容。

（17）卫生监督管理项目：卫生监督机构按照各个专业的监督抽检计划及双随机产生的任务要求完成涉及各个专业的重点监督检查任务，疾控机构配合完成检测任务。

（二）市级重大公共卫生项目

（1）儿童脊髓灰质炎疫苗IPV/OPV序贯免疫项目：儿童2月龄、3月龄各接种1剂次脊髓灰质炎灭活疫苗（IPV），4月龄、4岁各接种 1剂次脊髓灰质炎减毒活疫苗（OPV）。

（2）老年人流感和肺炎疫苗免费接种项目：流感疫苗每年接种 1剂次、肺炎疫苗仅需接种1剂次。

（3）二年级小学生六龄牙免费窝沟封闭：提供免费口腔检查、窝沟封闭适应证筛查、学生免费窝沟封闭 4 颗六龄牙及口腔健康教育。目标人群窝沟封闭覆盖率达到 90%，窝沟封闭保留率大于 90%。

（4）梅毒综合预防与控制项目：免费检测梅毒，对筛查发现的梅毒阳性患者转诊至定点医院免费治疗。

（5）淋病和生殖道沙眼衣原体感染综合防治项目：高危人群（皮肤性病科、妇科、泌尿外科、肛肠科具备危险风险人群、男同性恋门诊就诊者、商业性服务者）；重点人群（婚前保健人群、孕前保健人群、终止妊娠人群、孕期保健人群）。

（6）慢性病联盟患者管理模式探索项目：高血压健康管理、联盟专家现场会诊及就诊绿色通道、社康中心全科医生能力建设。

（7）麻风病防治项目：麻风病疑似症状和体征监测，现症麻风病人全程规范管治，麻风病治愈者、患者家属及密切接触者综合检查监测，个性化麻风病畸残预防与康复工作。

（8）免费婚前和孕前优生健康检查：免费提供健康教育、病史询问、体格检查、临床实验室检查、影像学及 X 光检查、风险评估、咨询指导、早孕及妊娠结局追踪随访等服务项目。

（9）计划生育技术指导咨询及有关临床医疗服务：免费提供计划生育技术指导咨询服务、计划生育相关的临床医疗服务，符合条件的再生育技术服务和计划生育宣传服务。

（10）新生儿遗传代谢病筛查项目：新生儿遗传代谢病（包括苯丙酮尿症、先天性甲状腺功能减退症、葡萄糖-6-磷酸脱氢酶缺乏症、先天性肾上腺皮质增生症）筛查。

（11）新生儿听力筛查（初筛）服务项目：新生儿听力筛查（初筛）。

（12）地中海贫血预防控制项目：免费提供健康教育、地贫筛查、基因检测、咨询指导和高风险夫妇孕期追踪、产前诊断、遗传咨询、高风险夫妇妊娠结局随访等服务。

（13）消除艾滋病梅毒乙肝母婴传播服务：提高人群预防艾滋病、梅毒和乙肝母婴传播的意识，为孕产妇提供预防艾滋病、梅毒和乙肝母婴传播综合防治服务，消除艾滋病、梅毒和乙肝母婴传播造成的儿童感染，改善妇女、儿童的生活质量及健康水平。

（14）高通量基因检测 21、13、18-三体综合征产前筛查项目：开展外周血高通量基因检测筛查。

（15）适龄妇女宫颈癌 HPV 筛查项目方案：免费宫颈癌 HPV 基因检测筛查。

（16）乳腺癌筛查：临床体检+乳腺超声检查。

（17）职业性放射性疾病监测与职业健康风险评估（放射卫生）：放射工作人员职业健康管理基本情况调查；监测医院放射工作人员职业健康管理；职业性放射性疾病诊断与鉴定。

（18）医用辐射防护监测：放射工作人员职业健康管理基本情况调查；监测医院放射工作人员职业健康管理；职业性放射性疾病诊断与鉴定。

（19）放射诊疗许可技术支撑：放射工作场所防护检测；放射诊疗设备质控控制检测；建设项目职业病危害放射防护评价。

（20）放射指令性检测：放射工作场所防护检测；放射诊疗设备质控控制检测；设项目职业病危害放射防护评价。

（21）核电站周围居民健康与卫生监测：居民健康调查；居民食品、饮用水、大气沉降物、累积剂量等放射性监测。

（22）居民食品放射性监测：居民食品放射性测量与核素分析。

（23）居民饮用水放射性监测：居民饮用水中放射性测量与核素分析。

（24）放射工作人员放射防护和法律知识培训：放射工作人员放射防护和法律知识培训。

（三）市级基本公共卫生项目

目前深圳市已经纳入国家基本公共卫生项目主要有以下内容。

（1）居民健康档案管理服务。

（2）健康教育服务。

（3）预防接种服务。

（4）0～6岁儿童健康管理服务。

（5）孕产妇健康管理服务。

（6）老年人健康管理服务：a. 生活方式和健康状况评估；b. 体格检查：c. 辅助检查；d. 健康指导。

（7）慢性病（高血压、2型糖尿病）患者健康管理服务：a. 筛查；b. 随访评估；c. 分类干预；d. 健康体检。

（8）严重精神障碍患者管理服务：a. 患者信息管理；b. 随访评估；c. 分类干预；d. 健康体检。

（9）肺结核患者健康管理服务：a. 筛查及推介转诊；b. 第一次入户随访；c. 督导服药和随访管理；d. 结案评估。

（10）中医药健康管理服务：老年人：a. 中医体质辨识；b. 中医药保健指导。儿童：a. 向家长提供儿童中医饮食调养、起居活动指导；b. 在儿童6月和12月龄给家长传授摩腹和捏脊方法。

（11）传染病及突发公共卫生事件报告和处理服务：a. 传染病疫情和突发公共卫生事件风险管理；b. 传染病和突发公共卫生事件的发现、登记；c. 传染病和突发公共卫生事件相关信息报告；d. 传染病和突发公共卫生事件的处理；e. 协助上级专业防治机构做好结核病和艾滋病患者的宣传、指导服务以及非住院病人的治疗管理工作。

（12）卫生计生监督协管服务：a. 食源性疾病及相关信息报告；b. 饮用水卫生安全巡查；c. 学校卫生服务；d. 非法行医和非法采供血信息报告；e. 计划生育相关信息报告。

（13）免费提供避孕药具服务：开展存储和调拨；定点服务机构开展免费避孕药具发放服务；宣传避孕节育科学知识；为育龄人群开展“一对一咨询”“指导选定避孕方法”“提供免费避孕药具”和“持续咨询指导”咨询服务以及发放药具后的跟踪随访服务。

（14）健康素养促进服务：a. 组织领导和制度建设；b. 经费统筹管理；c. 健康促进区建设；d. 健康场所建设；e. 健康科普讲座；f. 健康公益广告项目；g. 戒烟门诊建设；h. 健康素养和烟草流行监测工作。

二、公共卫生项目管理指标

根据公共卫生项目管理有实际经费的项目进行指标梳理，具体为：慢性病项目、严重精神障碍管理治疗项目、艾滋病防治项目、结核病防治项目、基本公共卫生项目。针对这几个项目，结合绩效考核标准规范的指标要求，梳理项目管理的指标进行设计。

（一）肿瘤

肿瘤项目将从肿瘤人数、肿瘤报告卡次数、肿瘤死亡人数、肿瘤随访率、肿瘤报告准确率、肿瘤漏报率 6 个方面进行统计和展示，如图 6-2 所示。其中肿瘤人数、肿瘤报告卡次数从基础平台诊疗数据中按 ICD10 编码筛选，肿瘤死亡人数通过报告卡数据与死亡数据比对得出，随访率和准确率从慢性病系统中获取，漏报率=与医院病案系统核对发现漏报病例数 / 报告总病例数×100%。

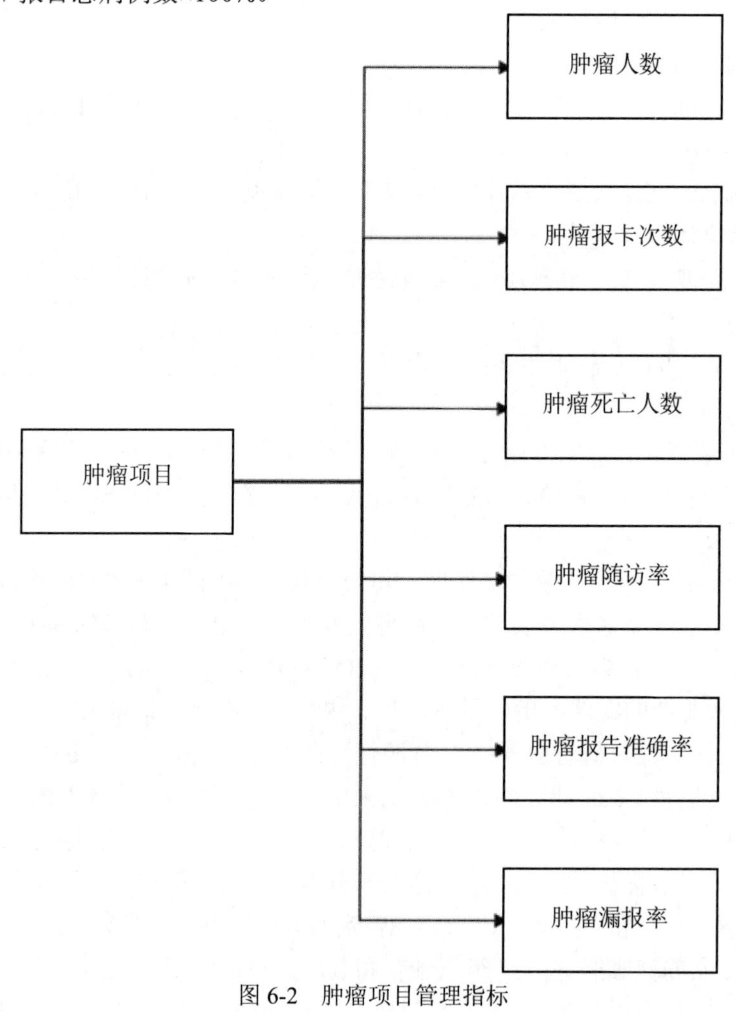

图 6-2　肿瘤项目管理指标

（二）心脑血管项目

脑卒中的指标包含报告准确率、漏报率、诊断 ICD10 分析和诊断依据分析 4 项，准确率=与医院病案信息核对信息准确无误的报告病例数 / 报告总病例数×100%，漏报率=与医院病案系统核对发现漏报病例数 / 报告总病例数×100%，诊断 ICD10 分析将按照 ICD10 编码对脑卒中进行分类统计，诊断依据将按做出诊断依据的方法进行分类统计，如影像学检查 CT 或 MRI、脑血管造影、神经系统检查等，如图 6-3 所示。

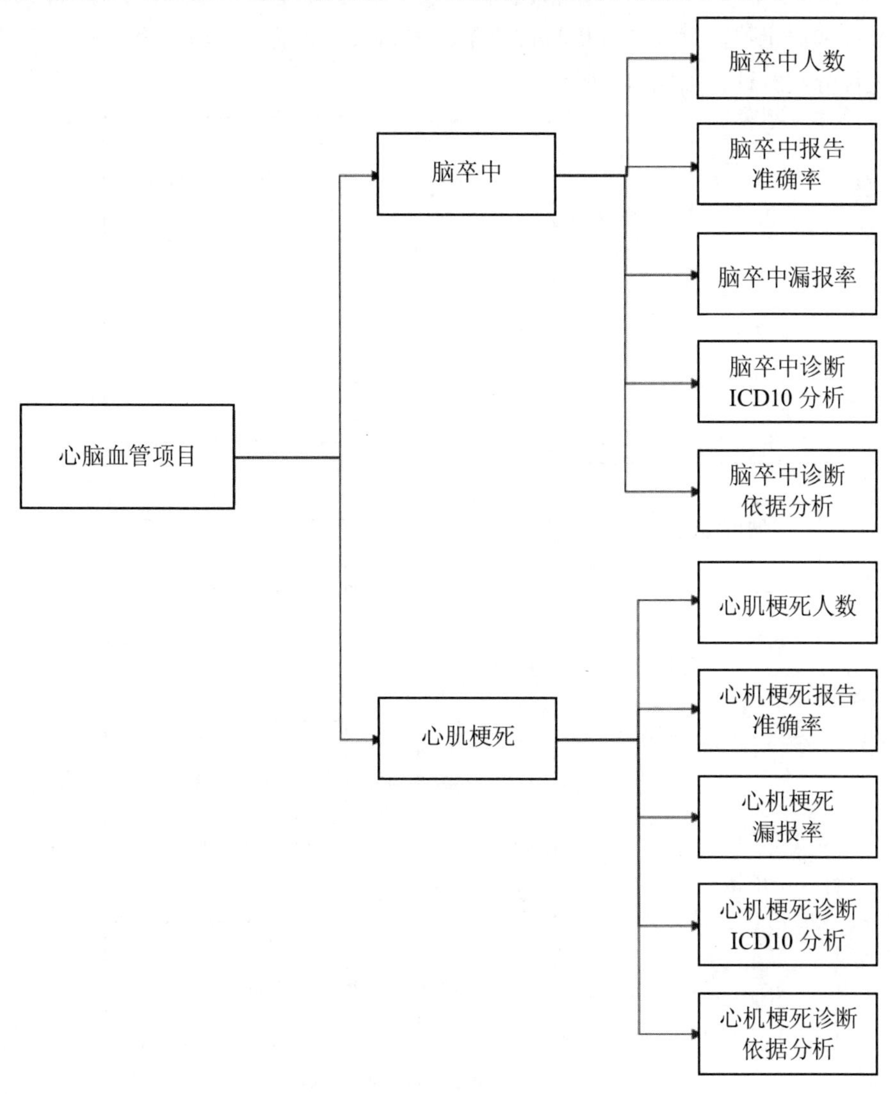

图 6-3　心脑血管项目管理指标

心肌梗死的指标包含心肌梗死人数、报告准确率、漏报率、诊断 ICD10 分析和诊断依据分析 5 项。心肌梗死人数从基础平台诊疗 ICD10 编码筛选，准确率=与医院病案信息核对信息准确无误的报告病例数 / 报告总病例数×100%，漏报率=与医院病案系统核对发现漏报病例数 / 报告总病例数×100%，诊断 ICD10 分析将按照 ICD10 编码对心肌梗死进行分类统计，诊断依据将按做出诊断依据的方法进行分类统计，如影像学检查CT或MRI、脑血管造影、神经系统检查等。

（三）城市癌症项目

城市癌症项目包含临床筛查数、任务完成率、任务数量、各癌症分析、高危人群分析5项。其中，临床筛查数和任务数量由国家每年下达要求；任务完成率=实际完成临床筛查量/任务量；各癌症分析将按照癌症的种类，如肺癌、乳腺癌、肝癌、结直肠癌等进行分类统计和展示；高危人群分析将按照年龄，如40岁以下、40～50，50～60岁、60岁以上进行分类统计，如图6-4所示。

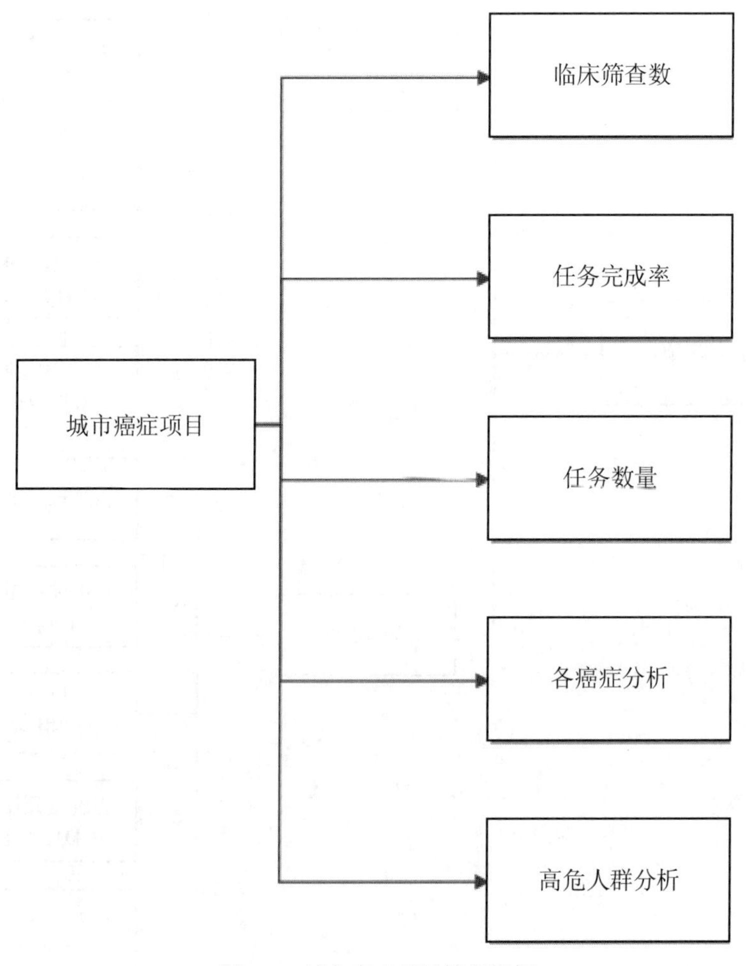

图6-4　城市癌症项目管理指标

（四）口腔项目

口腔项目的指标包含窝沟封闭学生数量、窝沟封闭学校数量、窝沟封闭学校覆盖率、窝沟封闭保留率、高年级龋齿率、各学校学生涂氟完成情况和学校性质占比7个方面，如图6-5所示。窝沟封闭学生数量、窝沟封闭学校数量、高年级龋齿率、各学校学生涂氟完成情况和学校性质占比 5 项，从疾控系统上传的学生体检数据中统计；覆盖率=该年开展窝沟封闭的学校数量（该年口腔疾病防治管理系统有封闭数据的学校）/ 全市的小学数量（年初定点的有二年级的小学，口腔疾病防治管理系统中定点机构管理中可查）×100%；窝沟封闭剂保留率=封闭剂保留牙齿数 / 现场检查牙齿数×100%（每年定期入校督导结果计算获得）。

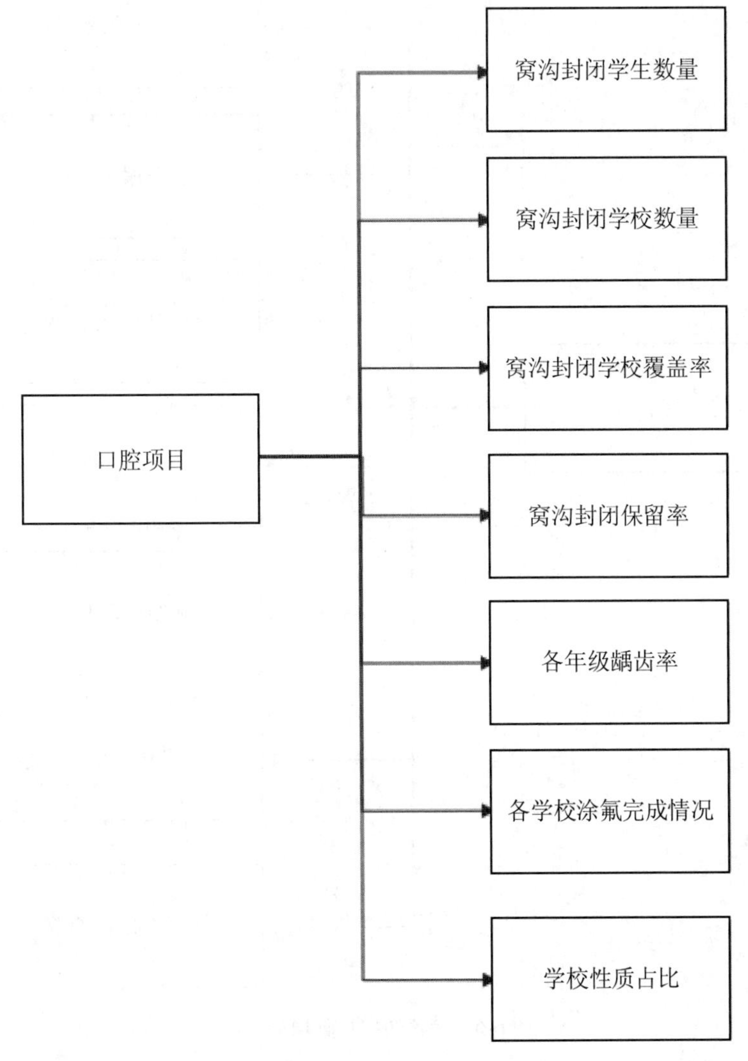

图 6-5　口腔项目管理指标

（五）结核病项目

结核病项目的指标包含肺结核管理人数、规范服药人数、已完成治疗人数、肺结核到位率、肺结核管理率、病理分类 / 疾病分类和性别 / 职业 / 年龄 7 项，如图 6-6 所示。其中肺结核管理人数、已完成治疗人数和规范服药人数从慢性病系统中获取；到位率（%）=到位总数 / 报告现住址为辖区内的肺结核患者（疑似结核患者）总数×100；管理率（%）

=已管理的肺结核患者人数 / 辖区内同期经上级定点医疗机构确诊，并通知基层医疗卫生机构管理的肺结核患者人数×100；病例分类 / 疾病分类，按确认和疑似病例、病原学阳性、病原学阴性、利福平耐药等分别进行分类统计分析；性别 / 职业 / 年龄则把结核病患者按性别 / 职业 / 年龄进行分类统计分析。

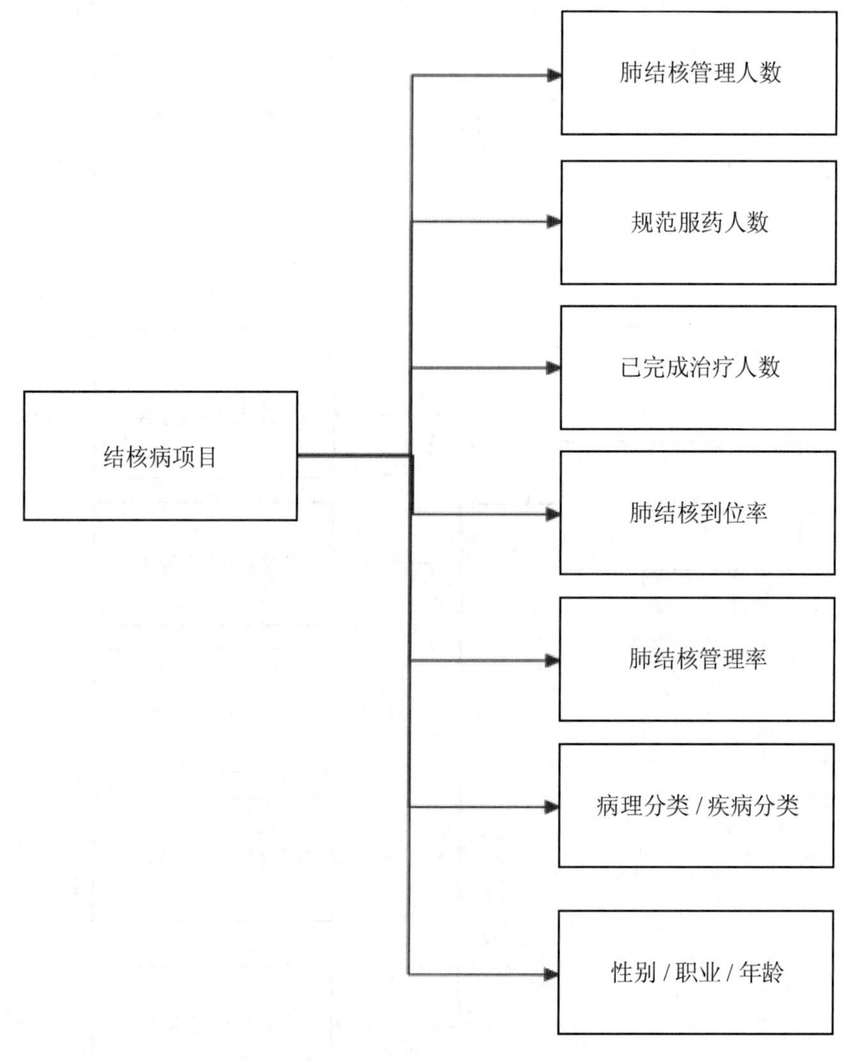

图 6-6　结核病项目管理指标

（六）性病项目

性病项目的指标包含性病总人数、报告及时率、漏报率、正确诊断率、规范治疗率、梅毒患者年龄 / 职业 / 病例分析 6 项，如图 6-7 所示。性病总人数从慢性病系统获取；性病报告及时率=性病及时报告数 / 医疗机构性病报告数；性病漏报率=医疗机构性病漏报数 / 医疗机构实验室相关检测阳性数；正确诊断率=医疗机构重点性病正确诊断数 / 医疗机构重点性病诊断数；规范治疗率=医疗机构重点性病规范治疗数 / 医疗机构重点性病诊断数；梅毒患者年龄 / 职业 / 病例分析是将梅毒患者按照年龄 / 职业 / 病例进行统计分析。

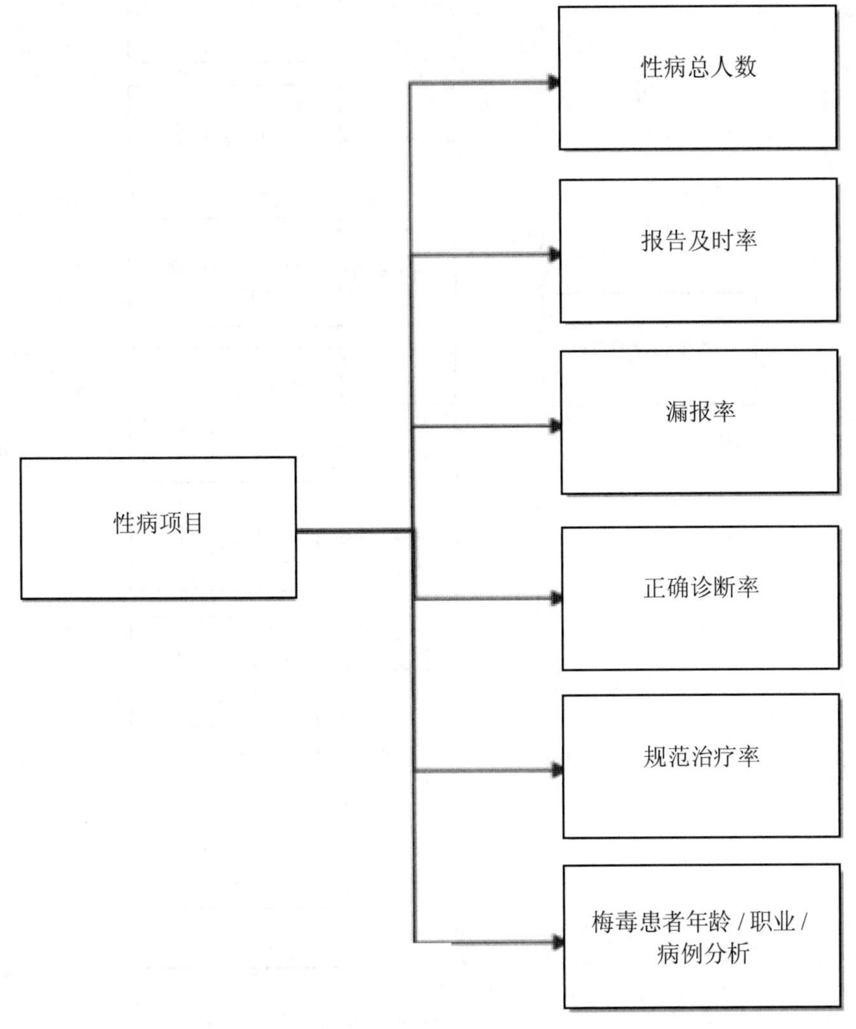

图 6-7　性病项目管理指标

（七）学生疫情项目

学生疫情项目包含各疫情发病数、学校发病数、各区疫情监测（地图）、各区疫情发病情况、近 5 年发病情况和学生因病缺课情况共 6 项，此部分数据来源于基础平台的诊疗数据和疾控系统，如图 6-8 所示。

（八）登革热监测项目

登革热监测项目通过各区年登革热（地图）、病例分类、各区发病数、近 5 年发病情况等进行统计展示，数据来自基础平台的诊疗数据和疾控系统，如图 6-9 所示。

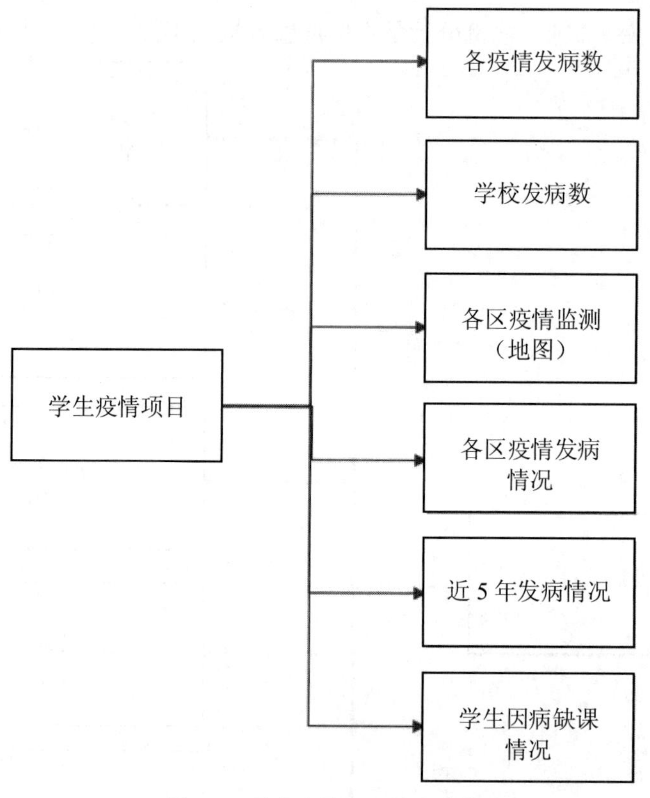

图 6-8　学生疫情项目管理指标

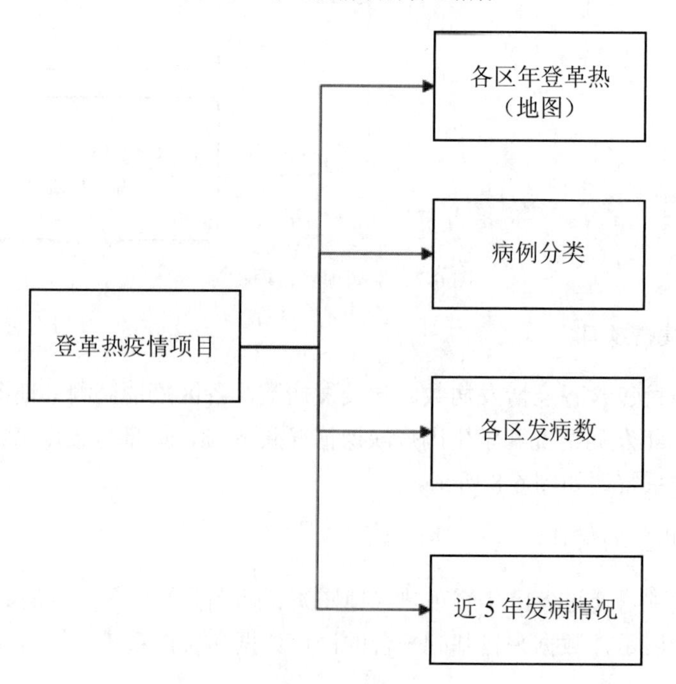

图 6-9　登革热项目管理指标

三、公共卫生项目管理指标数据采集

指标数据采集是根据需要监管的公共卫生服务项目指标要求，对其中的具体资源进行信息采集工作。采集方式则包含在线填报、外部数据导入、数据服务接口、批量采集接口等多种途径。

（1）在线填报：根据平台提供的表单或页面进行数据录入。

（2）外部数据导入：提供 Excel 等方式进行数据导入。

（3）数据服务接口：提供资源数据服务接口对管理者关心的专业公共卫生机构关系资源进行上传。

（4）批量采集接口：提供前置机数据接口模式进行数据上传。

第四节　公共卫生资源可视化管理系统

对公共卫生资源信息进行整理和展现，进行常态的集中管理以及为领导指挥决策与调度控制提供各类资源信息依据。系统展现的数据主要包括公共卫生机构资源、公共卫生服务对象资源、公共卫生知识资源，如，疾病预防控制资源信息（疾控机构、专业人员信息、应急物资信息、传染病预防控制、职业中毒应急处置等单项技术方案及预案、相关法律规范）、卫生监督资源管理信息（卫生监督资源管理：卫生监督机构信息、专业人员信息、仪器设备信息、食物中毒、公共场所及职业中毒事件等应急处置技术方案及预案、各类中毒诊断标准、相关法律规范）等。

一、公共卫生资源采集

资源信息采集是根据资源目录对其中的具体资源进行信息采集工作，采集方式则包含在线填报、外部数据导入、数据服务接口等多种途径。

（1）在线填报：根据平台提供的表单、页面进行数据录入。

（2）外部数据导入：可使用 Excel 等方式进行数据导入。

（3）数据服务接口：提供资源数据服务接口对管理者关心的专业公共卫生机构关系资源进行上传。

（4）批量采集接口：提供前置机数据接口模式进行数据批量上传。

二、公共卫生资源分析展示

通过 GIS、折线图、柱状图、饼图、表格等可视化技术对公共卫生资源进行综合展示和分析，为决策者快速了解公共卫生资源提供技术实现。

（一）公共卫生资源浏览和统计

主要设计公共卫生资源的浏览和统计分析，并可对资源进行相关修改维护。

（二）公共卫生资源变动一览

公共卫生资源的变动记录，让资源变动有据可查。

第七章　公共卫生绩效考核系统

第一节　功 能 需 求

辅助管理部门对下属各专业公共卫生机构进行定期考核功能。该系统依托平台汇聚的业务数据资源（含在线填报数据、接口采集数据等），具有指标管理、方案管理、考核管理等功能，根据方案设置对所有被考核机构进行评分，系统指标数据具备自动采集和平台维护功能。

第二节　总 体 结 构

公共卫生信息管理平台的绩效考核系统主要包括考核指标设定、考核方案管理、考核计划管理、考核流程管理四个模块，总体结构如图 7-1 所示。

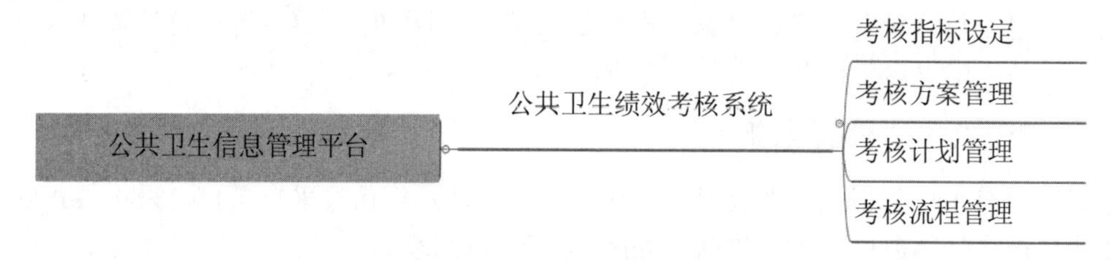

图 7-1　公共卫生绩效考核系统总体结构

第三节　考核指标设定

实现对考核使用的指标进行管理，并且可针对其中某个指标的计算公式进行定制维护。进入此页面后，信息管理员可以根据指标的上下级关系进行查询，显示所有的指标清单及指标的详细信息。如，指标为综合计算指标，则可通过计算公式编辑器进行编辑。

一、指标分类管理

指标分类维护：按绩效评估体系框架，将分类定义到系统中，并记录各分类间的上下级关系，可以根据需要修改分类的显示名称及删除未使用过的分类。

指标分类查询：用来查看指标的维护结果，为无修改权限的一般用户使用。

二、指标维护

指标本身的维护：用来定义指标的相关信息，包括指标的名称、指标的分类、指标来源、指标的参数、数据来源、指标启用等信息。

指标数据维护：对不能从业务系统中直接获得数据的指标，提供指标数据维护功能。根据指标数据的来源情况不同，将由各职能部门自行填报指标数据，将会使用个案表的方式来进行录入、查询、修改等维护。

三、自定义指标

可根据实际情况自定义绩效考核评估指标，包括指标的添加、修改、删除等工作，另外，也需设置指标在绩效考核中的影响因子，以便对机构进行绩效考核时加入此指标值计算。

基层医疗卫生机构可以对机构内部考核所需指标进行统一新增、管理、维护和删除，除管理部分统一采集的数据外，还可配置个性化指标项，并由业务应用系统上传相应数据。

四、指标创建

指标创建是指标体系的核心功能。其主要通过提供可视化的指标创建工具，根据指标字典的定义，创建具体的指标实体组件。根据每个公共卫生管理指标的业务特征和实际的数据支撑条件，采用不同的技术实现方式，生成、创建公共卫生管理指标。

（1）指标级别设置：一级类别包括（重大公共卫生、基本公共卫生），二类级别（慢性病、妇幼、精防等）。

（2）指标基本信息设置：包括指标编码、指标名称、名称简写、计量单位、物价代码、医保类别编码、医保代码。

（3）指标来源设置：系统采集、手工填报。

（4）指标统计周期设置：统计周期可以设置为按照天、周、月、年，根据指标特性进行选择。

（5）指标权重设置：可以通过权重设置，灵活改变统计结果，适应实际需求。

（6）指标标化值设置：针对每个指标当量的设置。

（7）指标有效性设置：可以灵活启用和禁用指标。

（8）指标关联信息：根据指标属性，可以选择数量指标或质量指标。

五、指标维护

为实现指标的灵活性和动态性，必须新建指标、修改、扩展已有指标的因子及其他属性、指标自定义等；可以灵活地实现指标分类、指标大类、指标子类、关键指标设置等全面维护。

（1）查询统计：可根据已定义的指标名称、指标编码、关键字等信息条件，筛选出符合条件的指标内容，并统计出数量。

（2）指标修改：针对指标的部分属性信息，如权重、标化值、统计周期等，提供动态修改功能和指标编码等唯一标识属性不允许修改。

（3）指标选配：提供统一的、可视化的指标选配工具，按照业务管理层的具体要求，在现有卫生综合管理指标中选择配置多项数据指标，形成围绕某个业务主题或某个管理视角的指标集。

（4）有效性维护：针对无法适用的指标可进行“停用”设定。

六、指标查询

针对指标越来越多，用户无法快速找到指标的问题，产品设计了指标快速定位功能。

（1）用户可以通过汉字和拼音模糊搜索，快速找到需要的指标。

（2）并对计算指标和填报指标进行颜色上的区分，供用户参考。

（3）指标简要信息展示及详细信息查看。

（4）指标统计可以按照个人指标、科室指标、医疗机构、汇总指标四个方面进行统计。

第四节　考核方案管理

实现对多个评价方案的同时管理，并且可针对其中某个方案进行方案内的核定项目（指标项）进行增删改查操作。

一、考核方案新增

（1）考核类型：按照指标类型可分为数量指标和质量指标。

（2）考核方案名称：考核方案自定命名，支持数字与中文。

（3）考核周期：可根据考核方案指标类型以及统计方式选择不同的考核周期，考核周期分为年、月、周、日。

（4）考核方案说明：对考核方案进行功能描述。

（5）考核方案指标选取：根据所设定的规则在指标体系中进行指标筛选，确定合适的指标纳入考核方案。每项考核指标已经预先设定好相应的权重（或折算当量），同时也可以自定义个性化的考核指标。

二、考核方案下发

可针对不同的公共卫生机构、不同考核周期创建不同的考核方案，考核方案承载各项考核指标及工作量数据，并可在指定时间自动下发到对应的考核公共卫生机构。

应用周期选择：可以按照考核方案特性选择不同执行时间，即为不同考核周期创建不同的考核方案。

考核单位选取：可以根据考核方案选择不同的考核单位。系统支持考核单位的删减与增加功能，可以对考核单位进行灵活选择。系统支持在指定时间自动下发到对应的机构。

三、考核方案维护

系统提供统一的、可视化的考核方案维护管理功能，以针对已经创建好的考核方案提供相关的维护与管理功能，主要包括考核方案撤销、删除、有效性维护等功能。

第五节　考核计划管理

实现对多考核计划的同时管理，并且可针对其中某个计划进行被考核机构增删改查操作。

一、考核计划制订

结合考核以及管理者的需要，可设立不同的考核计划，进而对全市范围内所有公共卫生机构的工作量和工作质量进行认证。考核计划设立的方式可包括针对不同的考核对象设立不同的考核计划，根据不同的管理者对考核的要求设立不同的考核计划。具体考核结果计算方法等，可选取对应的考核方案及执行该考核方案的机构。

二、考核计划发布

选择已经配置好的考核计划，选定考核计划开始启动时间，勾选对应的执行该考核计划的机构，计划进入启动状态。

三、考核计划维护

为实现考核计划准确性，必须可以对新建计划进行修改、删除等维护功能，促进绩效考核方案计划更加准确无误。其主要内容包括以下方面。

（1）方案计划查询统计：可根据已定义的考核计划名称、类型、考核周期、时间关键字等信息条件，筛选出符合条件的考核计划，并统计出数量。

（2）考核计划修改：针对考核方案的部分属性信息，如单价、方案类型、样表选择等提供动态修改功能。

（3）考核公式的修改：提供统一的、可视化的指标选配工具，按照业务管理层的具体要求，在现有绩效考核方案中修改考核公式，实现考核方案随着监管需求不同进行调整。

（4）有效性维护：针对无法适用的计划可进行“停用”或者“关闭”。

第六节　考核流程管理

实现指标数据更改、评分试算、评分结果确认、系统评分、评分审核功能。

一、考核数据采集和填报

考核启动后各专业公共卫生机构可查询本次考核记录，并根据指标权限支持对本次考核中使用的手工采集的考核指标进行采集填写，填写完成后上报卫生健康委员会公共卫生处。考核人员根据实际情况审核各机构的上报数据，如发现上报数据与实际情况不一致，考核人员可直接将此指标数据更改，也可将此指标数据打回下级被考核机构重新填报。如上报数据与实际情况吻合，则进行数据确认，确认后不可再更改此上报数据。

二、考核结果审核

所有上报数据进行确认后，考核人员可逐项对公共卫生机构进行评分试算。在试算过程中系统会自动将系统统计的指标值填写完善，并根据指标计算公式计算指标值，同时根据考核指标评分公式试算各考核指标的得分（此时指标得分在评分查询、评分审核等界面均查询不到）。

三、考核得分计算

考核人员对试算的评分结果进行确认，如无异议则进系统评分，否则根据情况调整指标值，再进行评分试算直至评分结果无异议。

系统评分后，卫生健康委员会领导可进行评分审核。在评分审核时，如对评分结果无异议可选择审核通过。如对审核结果有异议，则选择审核不通过。审核不通过的将退回系统评分处重新评分。

第八章　公共卫生业务监管系统

第一节　功 能 需 求

一、突发公共卫生事件预警系统

对突发公共卫生事件预警服务进行升级，逐步扩大覆盖范围，实现全市范围内跨区的突发公共卫生事件预警服务，为突发公共卫生事件应急指挥提供信息和技术支撑，增强风险预判能力。其主要功能包括突发公共卫生事件上报、统计分析等。可将突发公共卫生事件预警服务封装成独立的服务注册到全民健康信息平台开放给第三方系统（如突发公共卫生事件应急指挥系统、医院信息系统、社康中心信息平台等）调用。

二、突发公共卫生指挥调度系统

要求实现包括防治重大疾病工作联席会议工作平台（联席会议单位间信息共享、数据互联互通等）、信息协同与资源调度等功能模块。

要求提供全市统一的公共卫生指挥调度流程化管理信息系统，支持实现与医疗机构信息实时互联，采集需要的信息，通过平台知识库反馈信息至医疗机构，同时卫生管理部门通过指挥调度系统向医疗机构、公共卫生机构下达各种指令，如重大疫情警示、应急指示、管理通知、疾病监测联动、重大传染病联席管理等，同时，满足重大传染病联席会议制度对信息共享与指挥调度的信息化需求。

要求以预案为核心，依照已制定的调度方案和命令实时或及时将相关任务指令、事件发展情况传递给相关人员，实现协调指挥、有序调度、有效监督，以提高应急效率。同时将接收或下发政府和上级行政部门的指示、计划、通知、情况通报等各种指令文件记录管理。可实现语音、视频、数据等多种形式的信息接收和指令发送。功能包括：资源配置管理、预案管理、调度监控系统、演练系统等，可集成各种基础设备和系统。

三、公共卫生综合监测系统

公共卫生综合监测系统建立重大疾病、主要健康危险因素和死因等综合监测网络，运用空间流行病学、大数据、云计算和物联网等技术，推动多病种、多因素、多维度联合监测，提高对重点区域、重点人群的疾病防控能力，支持卫生健康人工智能技术的应用与发展，推动公共卫生监测、分析、预警预测各环节的数字化、网络化、智能化，持续提升重大公共卫生问题研判和应对能力。

实现对公共卫生综合监测的任务定制、风险评估、统计分析、展示报告等，融合多个业务系统的监测指标，形成多因素监测报告。

四、统计决策分析系统

按时间、地域、症状、病种、病情、工作性质等多种组合条件，对各医疗卫生机构上报的医疗救治活动信息进行统计，自动生成报表和图表。对统计结果与预先设定的阈值或历史水平进行比对。当出现异常情况时自动以多种通信和显示方式报警提示，并自动生成对比图表。

第二节　总 体 结 构

公共卫生信息管理平台的业务监管系统主要包括突发公共卫生事件预警系统、公共卫生指挥调度系统、公共卫生综合监测系统、统计决策分析系统，总体结构如图 8-1 所示。

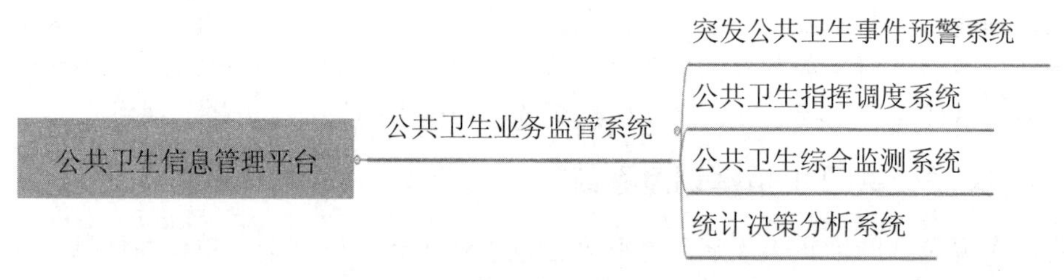

图 8-1　公共卫生业务监管系统总体结构

第三节　突发公共卫生事件预警系统

对突发公共卫生事件预警服务进行升级，逐步扩大覆盖范围，实现全市范围内跨区的突发公共卫生事件预警服务，为突发公共卫生事件应急指挥提供信息和技术支撑，增强风险预判能力。其主要功能包括突发公共卫生事件上报、统计分析等。可将突发公共卫生事件预警服务封装成独立的服务注册到全民健康信息平台开放给第三方系统（如突发公共卫生事件应急指挥系统、医院信息系统、社康中心信息平台等）调用。

一、突发公共卫生事件上报

提供录入页面、数据接口服务供专业公共卫生机构、医院、社康中心按照突发公共事件报告要求进行信息填报。

二、突发公共卫生事件协同

将突发公共卫生事件报告卡信息同步至卫生应急指挥系统等相关系统，供相关管理部门决策。

三、突发公共卫生事件统计分析

根据上报的突发公共卫生事件报告信息，以文字、图表、电子地图等多种表现方式进行事件展现和分析，利用地理信息系统展示疫情的分布状况。

第四节　突发公共卫生指挥调度系统

要求实现包括防治重大疾病工作联席会议工作平台（联席会议单位间信息共享、数据互联互通等）、信息协同与资源调度等功能模块。

要求提供全市统一的公共卫生指挥调度流程化管理信息系统，支持实现与医疗机构信息实时互联，采集需要的信息，通过平台知识库反馈信息至医疗机构，同时卫生管理部门通过指挥调度系统向医疗机构、公共卫生机构下达各种指令，如重大疫情警示、应急指示、管理通知、疾病监测联动、重大传染病联席管理等，同时，满足重大传染病联席会议制度对信息共享与指挥调度的信息化需求。

要求以预案为核心，依照已制定的调度方案和命令实时或及时将相关任务指令、事件发展情况传递给相关人员，实现协调指挥、有序调度、有效监督，以提高应急效率。同时将接收或下发政府和上级行政部门的指示、计划、通知、情况通报等各种指令文件记录管理。可实现语音、视频、数据等多种形式的信息接收和指令发送。功能包括：资源配置管理、预案管理、调度监控系统、演练系统等，可集成各种基础设备和系统。

一、应急联动管理

指挥决策系统中的应急联动功能，主要负责指挥协调卫生系统内部各业务条线单位，以及与事件相关的各有关部门，通过指挥联动、业务联动、信息联动等不同手段。实现跨业务条线、跨管理部门的统一指挥或协同指挥。最终实现对突发事件的快速反应、统一应急、联合行动。

二、应急资源调配管理

应急指挥系统的最终目的是为了将突发卫生事件的影响、损失降低到最小，这就要求调动一切可以调动的资源对突发公共卫生事件的各个环节进行强有力的干预措施，而公共卫生战略资源的合理调配成为应急指挥系统重要的一环。

了解各指定区域的公共卫生资源的储备、产能情况是进行战略资源调配的基本前提，对突发事件发生地的紧缺资源进行科学合理的调配指挥。

资源调配是在突发公共卫生事件发生后，对应急资源如机构、人员、物资、专家、车辆等进行调配的功能，主要包括资源管理、资源调配两方面的功能，“平”时进行资源管理，“战”时快速配备资源，满足卫生部门平战结合，辅助领导指挥决策。

突发应急指挥中，除了需要卫生资源信息外，还需要卫生以外的资源信息。

卫生资源：包括应急专家、卫生机构（疾控中心、卫生监督机构、医疗机构、采供血机构等）、卫生人员以及卫生物资（医疗卫生设备、床位、急救车辆、检验试剂、血液及生物制品、药品、消杀药械储备等）。

社会资源：其他与突发公共卫生应急相关的机构、人力及物资资源，如消防、公安、民政、社会保障、环境保护、海关边防等机构的相关人力及物资资源。

应急状态下，对卫生资源和社会资源组织调集，与空间地理信息相结合，从多个角度对区域应急资源分布情况、需求情况以及到位情况进行展示，可以方便地对资源的利用进行查询、跟踪、分析和追溯。辅助领导对区域的应急资源进行统一调配，最大限度地发挥应急资源的使用价值，减少由于资源配置不明、不当而造成的应急措施不力或资源浪费。

三、预案管理

对有关的预案、方案、典型案例、历史事件、业务知识等资料进行维护、管理、服务。支持从上级卫生部门共享知识库获取数据，能够查询、统计卫生资源。根据若干条件可以查询到满足条件的资料，包括资料分类维护、资料统计、资料检索等。

突发事件应急预案是经过一定程序制订的处置突发事件的事先方案（预案），是建立统一、高效、权威的突发事件应急处理体系的基础，对突发事件的应急处理要有完备的预案，包括技术上、物质上、管理上的准备和储备等，并能够得到演练的检验。公共卫生突发事件应急处理中的预案系统包括以下内容。

（1）各种急性传染病应急处理程序。

（2）化学中毒和爆发应急处置程序。

（3）影响区域应急处理程序。

（4）医疗物资调配应急处理程序。

应急预案包括对应急预案库的制定和管理，预案库对应急指挥工作有实际意义。通过应急预案库的设置和管理，进一步提高突发公共卫生事件的应急处置能力。预案库的启动是与特定的事件紧密结合起来的，即根据不同的事件性质、事件等级和危害程度会启动不同的应急预案。

四、应急演练管理子系统

应急演练主要是为了提高卫生行政管理部门、卫生和医疗专业部门在信息系统支持下应对突发公共卫生事件（重大传染病疫情、群体性不明原因疾病、重大食物和职业中毒以及其他严重影响公众健康的事件）的能力，从而达到有效预防、及时控制和消除突发公共卫生事件的危害，保障公众身体健康与生命安全，维护正常的社会秩序。

应急系统作为应急演练整体工作中的一个支持手段，应急演练对信息系统来讲，主要是一种特殊的服务或使用方式，因此系统要具备高模拟、可追溯、数据可区分等特性。定期组织突发事件应急演练，可以定期对专业人员开展突发事件应急处理相关知识、技能的培训；定期查看预防突发事件救治药品、医疗器械、专家和人员储备及其他物资和技术的储备和调度；定期对预案进行评估、调整和优化；及时发现并解决应急系统中存在的问题，以使管理和技术保障体系能从日常状态下快速适应战时应急的需要。

第五节　公共卫生综合监测系统

公共卫生综合监测系统建立重大疾病、主要健康危险因素和死因等综合监测网络，运用空间流行病学、大数据、云计算和物联网等技术，推动多病种、多因素、多维度联合监测，提高对重点区域、重点人群的疾病防控能力，支持卫生健康人工智能技术的应用与发展，推动公共卫生监测、分析、预警预测各环节的数字化、网络化、智能化，持续提升重大公共卫生问题研判和应对能力。

实现对公共卫生综合监测的任务定制、风险评估、统计分析、展示报告等，融合多个业务系统的监测指标，形成多因素监测报告。

一、监测任务定制

用户可在系统定制本级年度各病种的监测计划和监测任务，主要包含但不限于以下方面：传染病监测、人口死亡慢性病与伤害监测、健康危害因素监测、职业健康危险因素监测、健康素养监测与干预协作、计划免疫监测等。

针对不同的疾病种类设置不同的监测预警阈值。选择相应的间隔时间（天），预警级别（红）和预警级别（黄），填写相应的预警电话。

二、风险评估

根据录入的病例信息进行地区分布、时间分布、年龄分布、职业分布、性别分布、病原分布等关联探测，根据既往发病基线水平，制定预警标准，发出预警，实时风险预测、风险估计，建立风险评估模型，自动生成风险评估报告。

三、统计分析

根据录入的病例信息进行地区分布、时间分布、年龄分布、职业分布、性别分布、病原分布等图表展示，通过录入的不同病种选定分析区间，自动生成疫情分析报表（日报、周报、月报），开展高发地区分析和全病种排序汇总疫情分析，根据病例类型开展重症、死亡病例分析，同时可以查看和导出录入的数据。

（1）疾病监测分析（年）

（2）疾病监测分析（月）

（3）疾病监测分析（性别）

（4）疾病监测分析（年龄）

（5）疾病监测分析（医院）

（6）疾病监测分析（时间段）

（7）疾病监测分析（同比 / 环比）

（8）疾病监测案例查询

四、展示报告

根据录入的达到聚集性或暴发疫情报告标准的有关联病例信息进行地区分布、时间分布、年龄分布、职业分布、性别分布、病原分布等图表展示，自动生成聚集性或暴发疫情调查报告，同时可以查看和导出录入的数据。

（一）病媒生物监测

利用病媒生物监测管理系统的数据，掌握各监测网点（主要包括居民区、校园、工地、医院、公共场馆等）的病媒生物（主要是蚊、鼠、蟑、蝇四类病媒生物）密度和分布进行趋势分析，确定病媒生物孳生地，为预测预报和处理应急事件积累基础数据。分析病媒生物的密度变化和当地媒传疾病的相关性，为病媒生物性传染病的预防控制提供技术支撑。

（二）环境因素监测

采集环境因素监测系统中的空气污染与健康监测、公共场所卫生监测、饮用水卫生监测、高温热浪健康预警等模块的数据，对环境因素监测结果做分析展示，并分析环境因素对相关疾病发病率的影响。

（三）食品安全风险监测

采集食品安全风险监测与评估系统对的业务结果数据，在公共卫生平台做分析展示，并与食源性疾病报告对比，寻找食品安全风险监测数据与食源性疾病发生的关联关系，从而使食品的整个生产经营活动始终处于有效监控之中，能有效处置不符合安全标准的食品，从而保证食品质量安全。

第六节　统计决策分析系统

按时间、地域、症状、病种、病情、工作性质等多种组合条件，对各医疗卫生机构上报的医疗救治活动信息进行统计，自动生成报表和图表。对统计结果与预先设定的阈值或历史水平进行比对。当出现异常情况时自动以多种通信和显示方式报警提示，并自动生成对比图表。

一、医疗救治活动采集

根据医疗救治活动上报表单要求，对涉及的数据信息进行采集工作。采集方式则包含在线填报、外部数据导入、数据服务接口等多种途径。

（1）在线填报：根据平台提供的表单或页面进行数据录入。

（2）外部数据导入：提供 Excel 等方式进行数据导入。

（3）数据服务接口：提供数据服务接口对医疗救治活动数据进行上传。

二、报警阈值管理

提供管理页面，对统计页面展示指标，按照管理者要求进行报警阈值新增、编辑、查看工作。

三、医疗救治活动分析展示

通过 GIS、折线图、柱状图、饼图、表格等可视化技术对医疗救治活动信息进行综合分析。

第九章　公共卫生业务协同系统

第一节　功能需求

基于公共卫生信息平台的业务协同，配合市级平台进行综合业务协同，紧密型业务直接通过公共卫生信息平台进行内部协同，松散耦合业务通过全民健康信息平台进行业务协同。

根据协同应用场景及具体应用需求，支持同步、异步、实时、定时等多种数据交换模式，采用多种数据交换技术，实现交换数据、协同服务和应用系统之间的有机联动衔接。

第二节　总体结构

公共卫生信息平台的业务协同主要包括公共卫生服务协同、公共卫生项目协同、公共卫生管理协同、公共卫生指挥调度协同等业务协同，如图 9-1 所示。

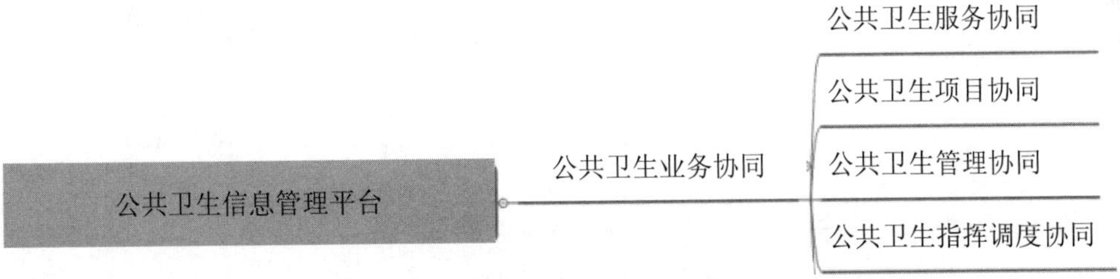

公共卫生信息管理平台
公共卫生业务协同
公共卫生服务协同
公共卫生项目协同
公共卫生管理协同
公共卫生指挥调度协同

图 9-1　公共卫生业务协同总体结构

第三节　疾病报告卡业务协同

一、高血压报告卡管理

（一）高血压报告卡协同

1．业务概述

高血压报告卡数据主要来源各大医院和社康中心的诊断和体检，当医生诊断患者为高血压，或者体检测量血压值超出正常范围的，或者关键字中带有“高血压”的，则公共卫生平台在获取电子病历或者体检结果后，触发高血压报告卡流程，公共卫生平台根据诊断的数据以及从全民人口库中获取数据填充高血压报告卡，自动生成一条高血压报告卡数据，同时下发到慢性病防治管理系统中。

2．业务流程（如图 9-2 所示）

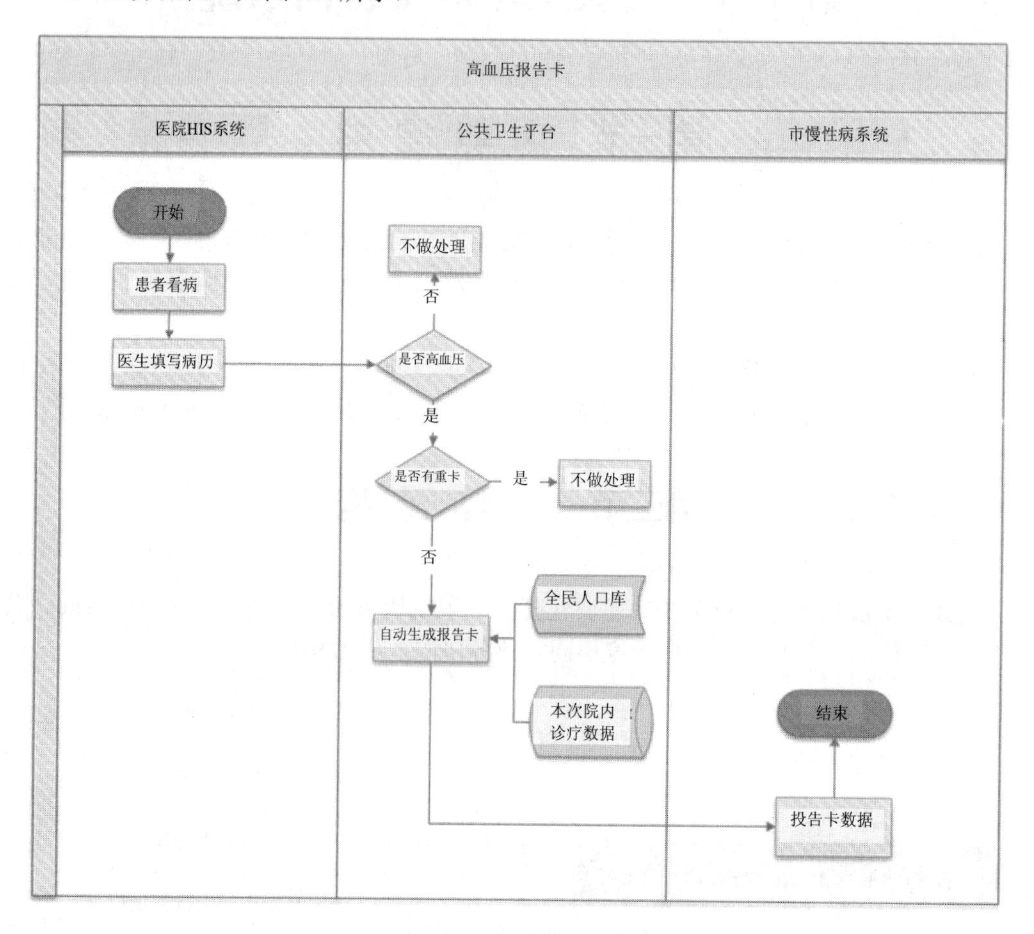

图 9-2　高血压报告卡流程

3．业务规则

（1）查询诊断为 ICD10 疾病编码中高血压相关的。

（2）就诊记录西医诊断名称包含“高血压”诊断的。

（3）或者就诊记录的主诉包含“高血压”的。

（4）或者收缩压≥140mmHg 或（和）舒张压≥90mmHg 的即可判定为高血压。

（5）或者根据患者高血压降压药药物进行监测。

（6）（药物清单取自《国家基本药物目录（2017 年版）》《国家基本医疗保险、工伤保险和生育保险药品目录（2017 年版）》《中华糖尿病杂志》2018 年 1 月第 10 卷第 1 期）。

（7）如果同一个患者有多条就诊记录数据时，取最新的诊断记录（患者索引卡号）。

（8）报告卡数据与社康中心时间系统档案比对是否属于高血压在管的。

（二）35 岁以上人员首诊测压报告卡协同

1．业务概述

由于 35 岁以上是高血压的易患人群，当有 35 岁以上人员到医院或社康首诊时，医疗机构人员有义务为此类患者测血压，公共卫生平台获取 35 岁以上人员首诊就诊记录，自动生成一条 35 岁以上人员首诊测压报告卡数据，同时下发到慢性病防治管理系统中。

2．业务流程（如图 9-3 所示）

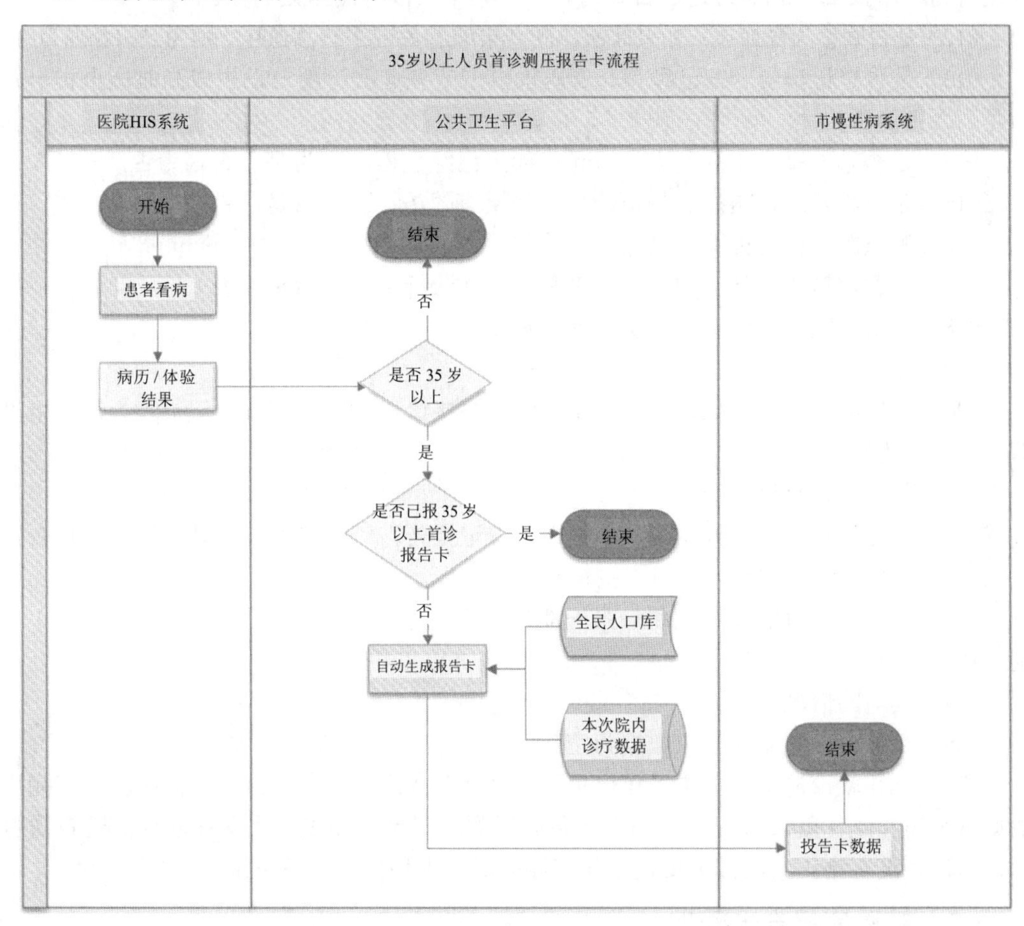

图 9-3　35 岁以上人员首诊测压报告卡流程

3．业务规则

（1）35 岁及以上就诊患者人员。

（2）当年内首次看病的。

（3）不管是否测压都需要报告卡，如果没有测压则血压值为空。

（4）不管测压是否为高血压都要报 35 岁以上首诊测压报告卡。

（5）如果同一个人在不同的年份就诊看病，同一个人需要多次报 35 岁以上首诊测压报告卡，同一年份不同机构看诊需要根据不同机构都生成一张报告卡。

（6）如果首诊为高血压，则需要报 35 岁以上首诊测压报告卡和高血压报告卡。

（7）35 岁以上首诊测压报告卡数据不需要社康中心跟踪管理。

（8）基本信息从信息表或全民人口库中获取。

（9）收缩压和舒张压如果有测压则填写当次测压数据，如果没有测压则为空。

（10）是否既往已诊断为高血压：如果已有高血压报告卡或随访记录或高血压建档则为是，否则为否。

（11）是否首次发现血压异常：血压值收缩压>140mmHg 或者舒张压>90mmHg，并且没有高血压报告卡的则为是，否则为否，如果本次没有测压则为空。

（12）是否确诊为高血压：如果此次诊断结果或者关键字有高血压，则为是，否则为否。

（13）是否登记报告卡：已经有高血压报告卡或者这次诊断自动生成高血压报告卡则为是，否则为否。

（14）是否纳入高血压高危人群干预：如果已经建档的则为是，否则为否。

（15）是否纳入高血压患者规范管理：如果有随访记录则为是，否则为否。

（16）测压医生：首诊医生姓名（就诊记录表）。

（17）是否需转诊至社康中心（或医院）：转诊标志（就诊记录表）。

（18）就诊科室：就诊科室名称（就诊记录表）。

（19）就诊机构：医疗机构组织机构代码。

（20）本次测压日期：如果有测血压，则填写接诊日期时间（就诊记录表），如果没有测血压则为空。

（21）是否需要复诊。

（22）收缩压和舒张压异常，且“是否已登记报告”“是否确诊为高血压”“是否既往已诊断为高血压都选择否”，则选择是。

（23）本年度所有的收缩压和舒张压都是空的（包括本次的都是空的也需要复诊），则选择是。

（24）其他的情况填写否。

（25）复诊日期：无法获取数据为空。

（26）既往就诊情况；如果当年已报 35 岁以上首诊报告卡，该人员再次就诊有测压数据时则需在既往就诊情况子表插入一条血压测量记录，如果该人员在其他医院首次就诊，不管有没有测压数据都需要在既往就诊情况子表种插入一条记录。

二、糖尿病报告卡管理

（一）业务概述

糖尿病报告卡数据主要来源各大医院和社康中心的诊断和体检，当医生诊断患者为糖尿病，或者体检测量血糖值超出正常范围的，或者关键字中带有“糖尿病”的，则公共卫生平台在获取电子病历或者体检结果后，触发糖尿病报告卡流程，公共卫生平台根据诊断的数据以及从全民人口库中获取数据填充糖尿病报告卡，自动生成一条糖尿病报告卡数据，同时下发到慢性病防治管理系统中。

（二）业务流程（如图 9-4 所示）

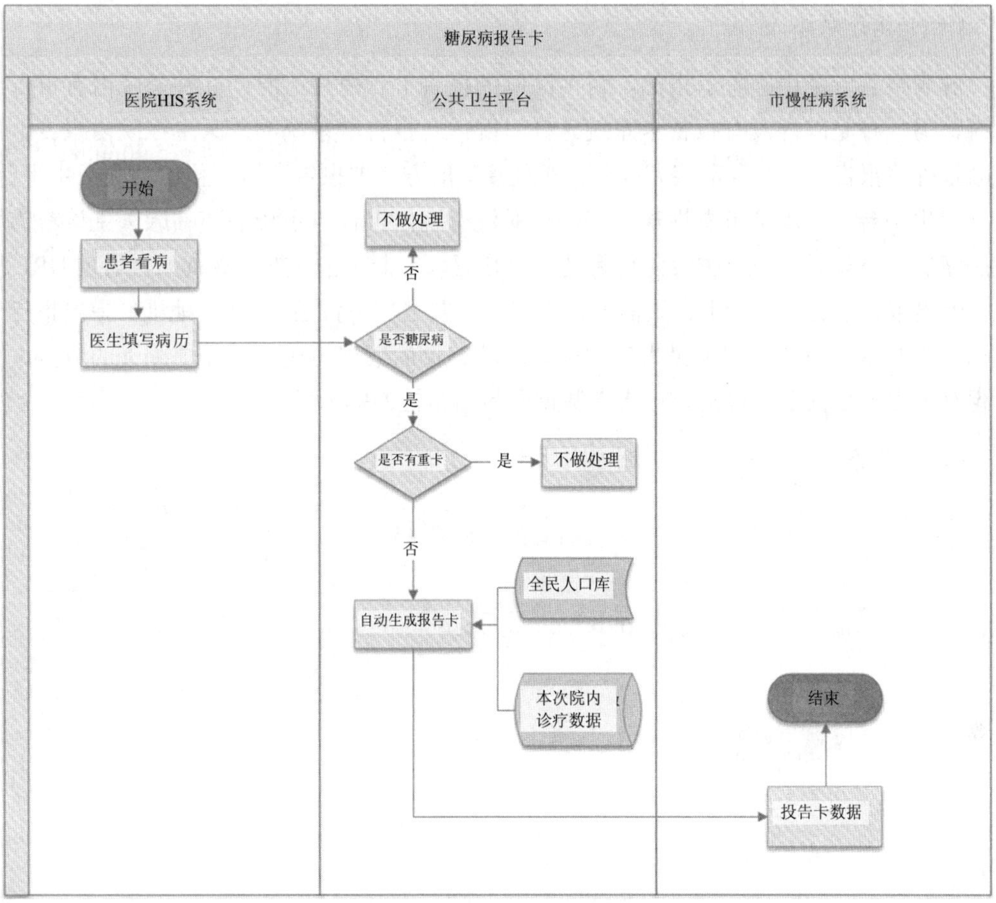

图 9-4　糖尿病报告卡流程

（三）业务规则

（1）查询诊断为 ICD10 疾病编码中高血压相关的患者。

（2）或者就诊记录的西医诊断名称包含“糖尿病”内容的诊断。

（3）或者就诊记录的主诉包含“糖尿病”的患者。

（4）或者空腹血糖（FPG）＞7mmol / L，或餐后 2 小时的血糖＞11.1mmol / L，或随机血糖＞11.1mmol / L 时即可诊断为糖尿病。

（5）或者根据糖尿病降糖药物进行监测。

（药物列表取自《中华糖尿病杂志》2018 年 1 月第 10 卷第 1 期）

（6）如果同一个患者有多条就诊记录数据时，取最新的诊断记录。

（7）报告卡数据要和社康档案比对是否是在管人员。

三、肿瘤报告卡管理

（一）业务概述

肿瘤报告卡是由医院上报的，目前医院的报告卡有两种情况：一种是院内有报告卡系统，另一种是院内没有报告卡系统。针对院内有报告卡系统的，医生在院内报告卡系统填报肿瘤报告卡，并且审核完成后，通过接口的方式把报告卡数据传给公共卫生平台，公共卫生平台再同步给市慢性病系统；针对没有院内报告卡系统的，临床医生诊断为恶性肿瘤后，公共卫生平台在后台判断是否为肿瘤报告卡（包括重卡查询），通过 URL 地址，弹出报告卡提示，医生如果需要报告卡，公共卫生平台通过 URL 地址，弹出报告卡页面，同时从诊断信息和全民人口库中自动填充页面数据，医生只需填剩下的数据，医生保存报告卡数据后平台把该报告卡数据同步给市慢性病系统。

（二）业务流程（如图 9-5、图 9-6 所示）

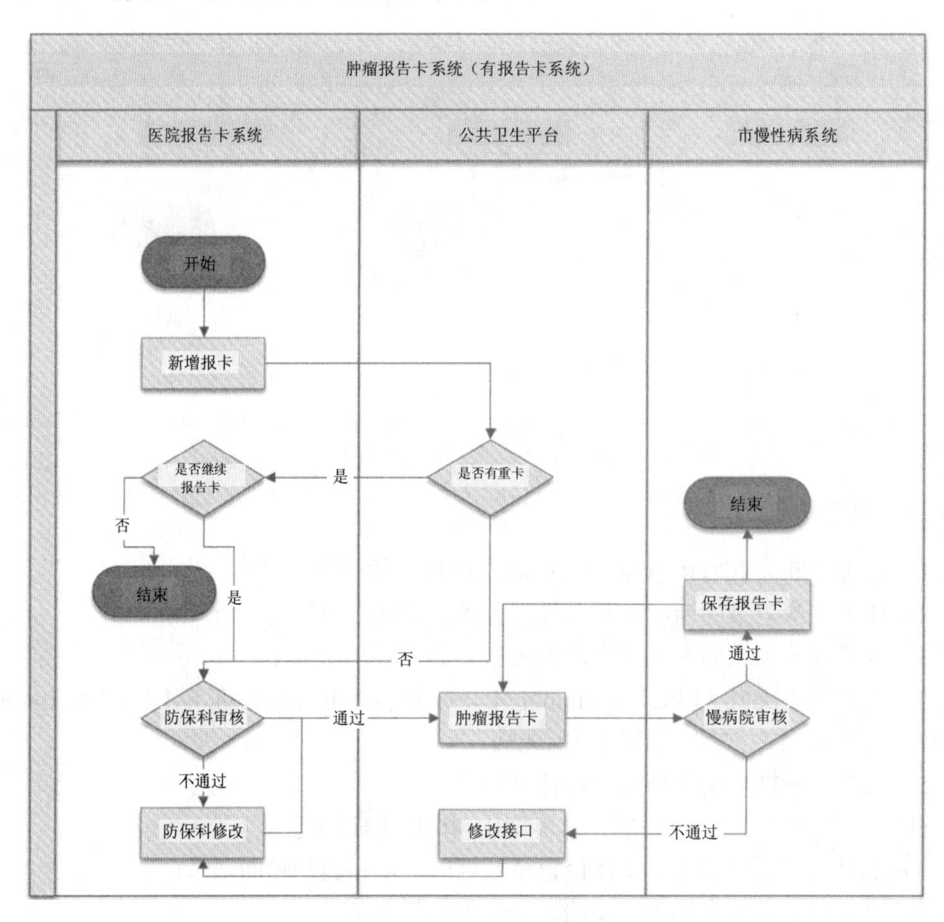

图 9-5　肿瘤报告卡流程（有报告卡系统）

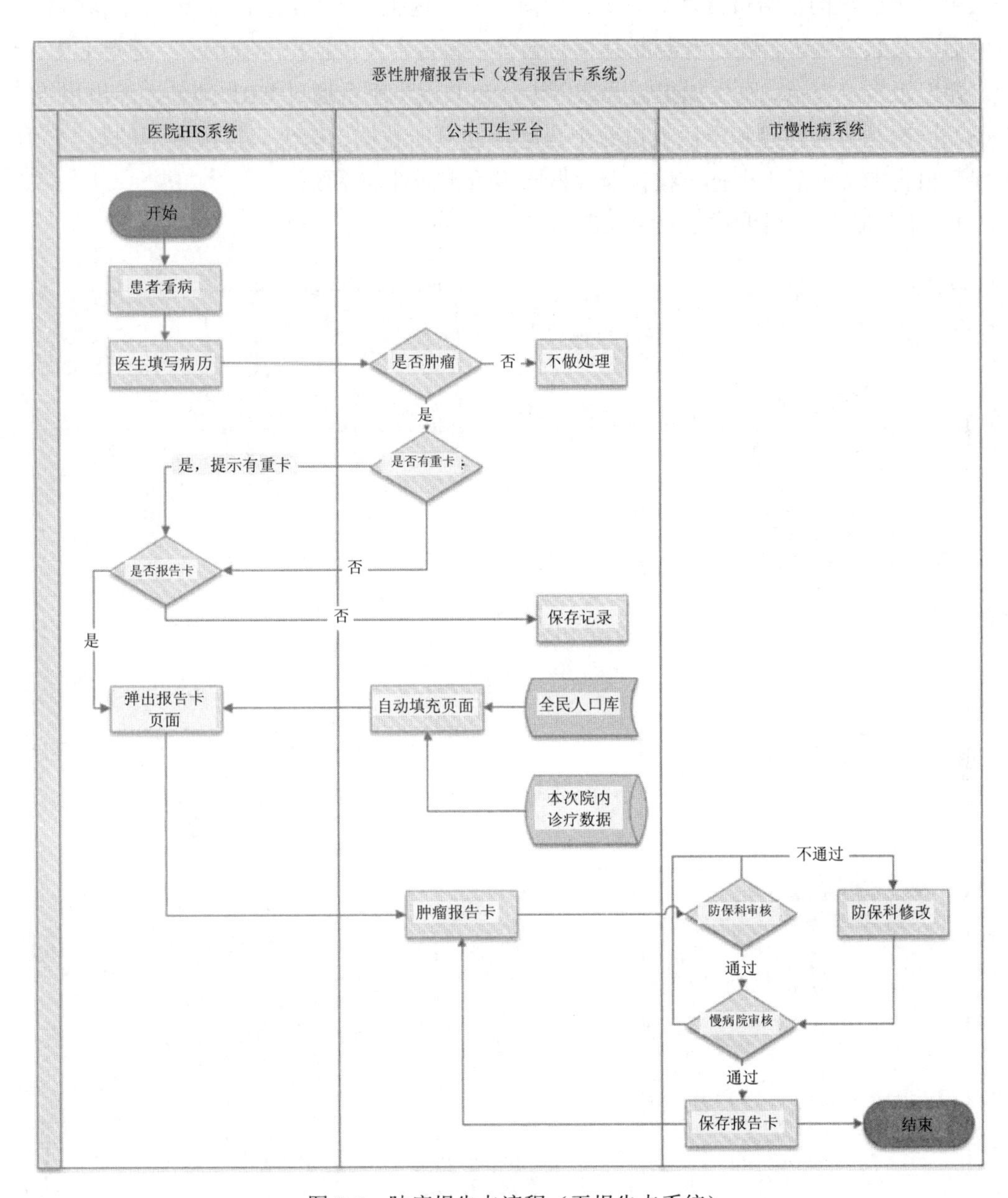

图 9-6　肿瘤报告卡流程（无报告卡系统）

四、心脑血管疾病管理

（一）脑卒中报告卡管理

1．业务概述

脑卒中卡是由医院报告卡的，目前医院的报告卡有两种情况：一种是院内有报告卡系统，另一种是院内没有报告卡系统。针对院内有报告卡系统的，医院在院内报告卡系统报脑卒中报告卡并且审核完成后，通过接口的方式把报告卡数据传给公共卫生平台，公共卫生平台再同步给市慢性病系统；针对没有院内报告卡系统的，临床医生诊断为脑卒中后，公共卫生平台在后台判断是否为脑卒中报告卡（包括重卡查询）。通过 URL 地址，弹出报告卡提示，医生如果需要报告卡，公共卫生平台通过 URL 地址，弹出报告卡页面，同时从诊断信息和全民人口库中自动填充页面数据，医生只需填剩下的数据，医生保存报告卡数据后平台把该报告卡数据同步给市慢性病系统。

2．业务流程（如图 9-7、图 9-8 所示）

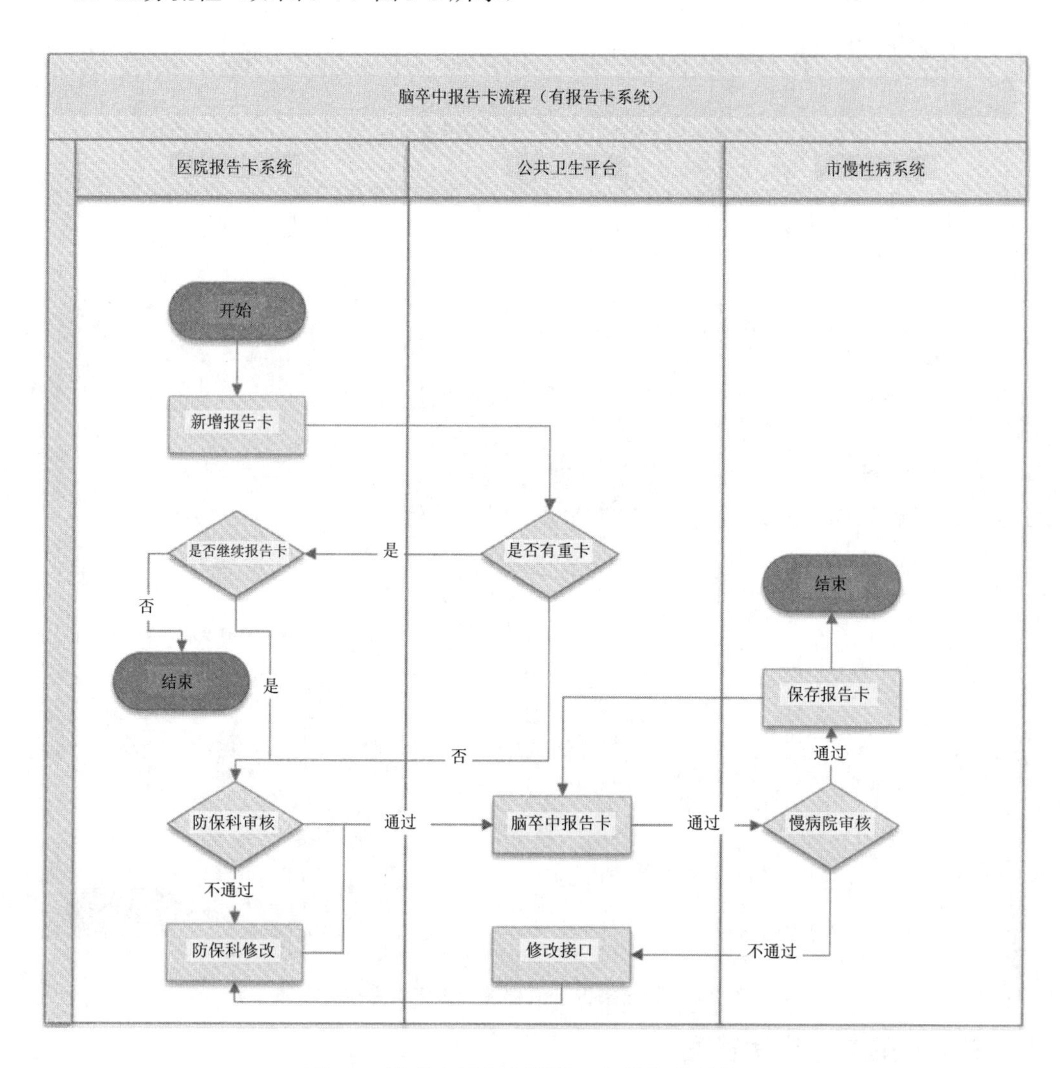

图 9-7　脑卒中报告卡流程（有报告卡系统）

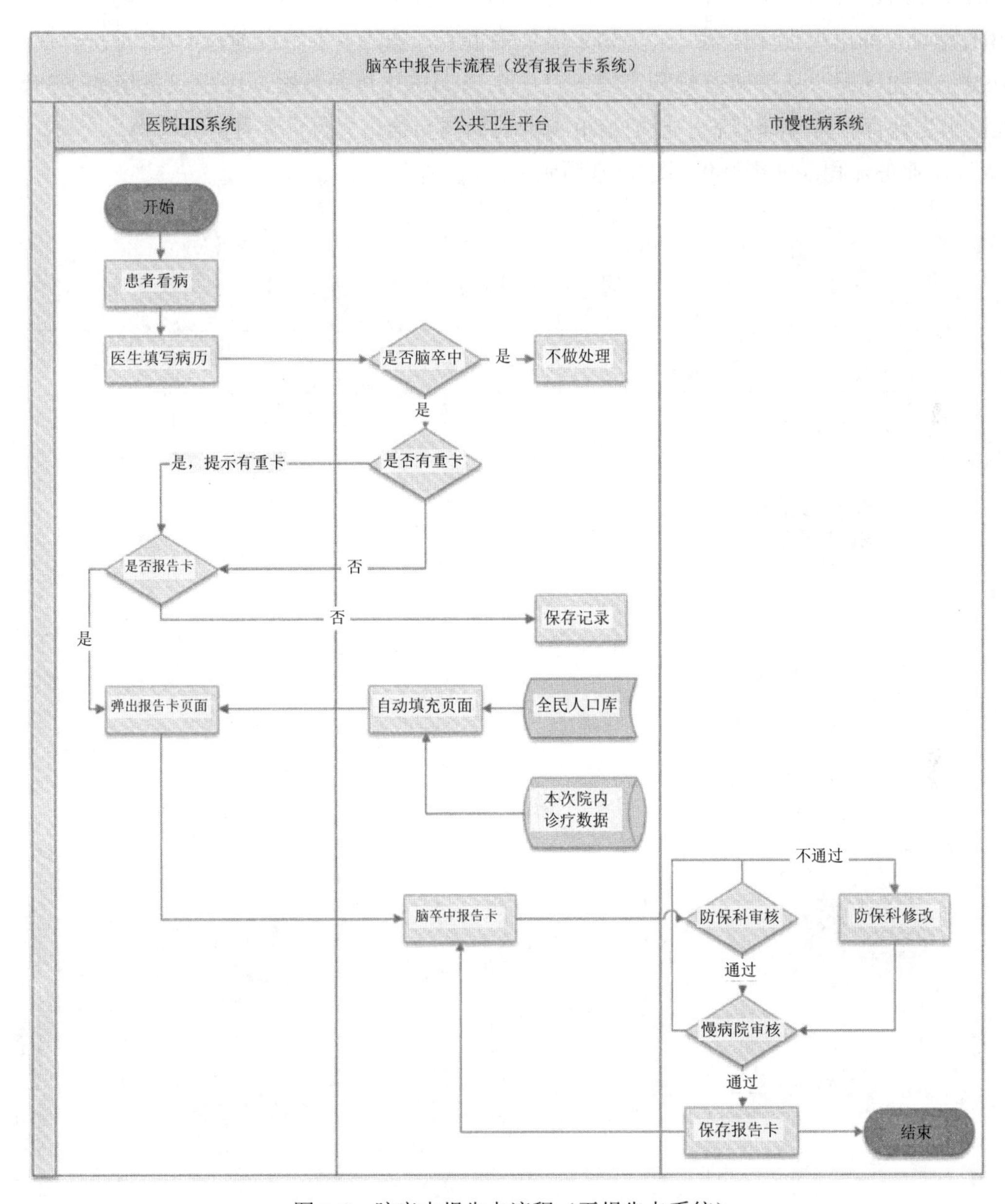

图 9-8 脑卒中报告卡流程（无报告卡系统）

（二）心肌梗死报告卡管理

1．业务概述

脑卒中报告卡是由医院填报的，目前医院的报告卡有两种情况：一种是院内有报告卡系统，另一种是院内没有报告卡系统。针对院内有报告卡系统的，医院在院内报告卡系统报心肌梗死报告卡并且审核完成后，通过接口的方式把报告卡数据传给公共卫生平台，公共卫生平台再同步给慢性病系统；针对没有院内报告卡系统的，临床医生诊断为心肌梗死后，公共卫生平台在后台判断是否为心肌梗死报告卡（包括重卡查询），通过URL地址，弹出报告卡提示，医生如果需要报告卡，公共卫生平台通过URL地址，弹出报告卡页面，同时从诊断信息和全民人口库中自动填充页面数据，医生只需填剩下的数据，医生保存报告卡数据后平台把该报告卡数据同步给市慢性病系统。

2．业务流程（如图9-9、图9-10所示）

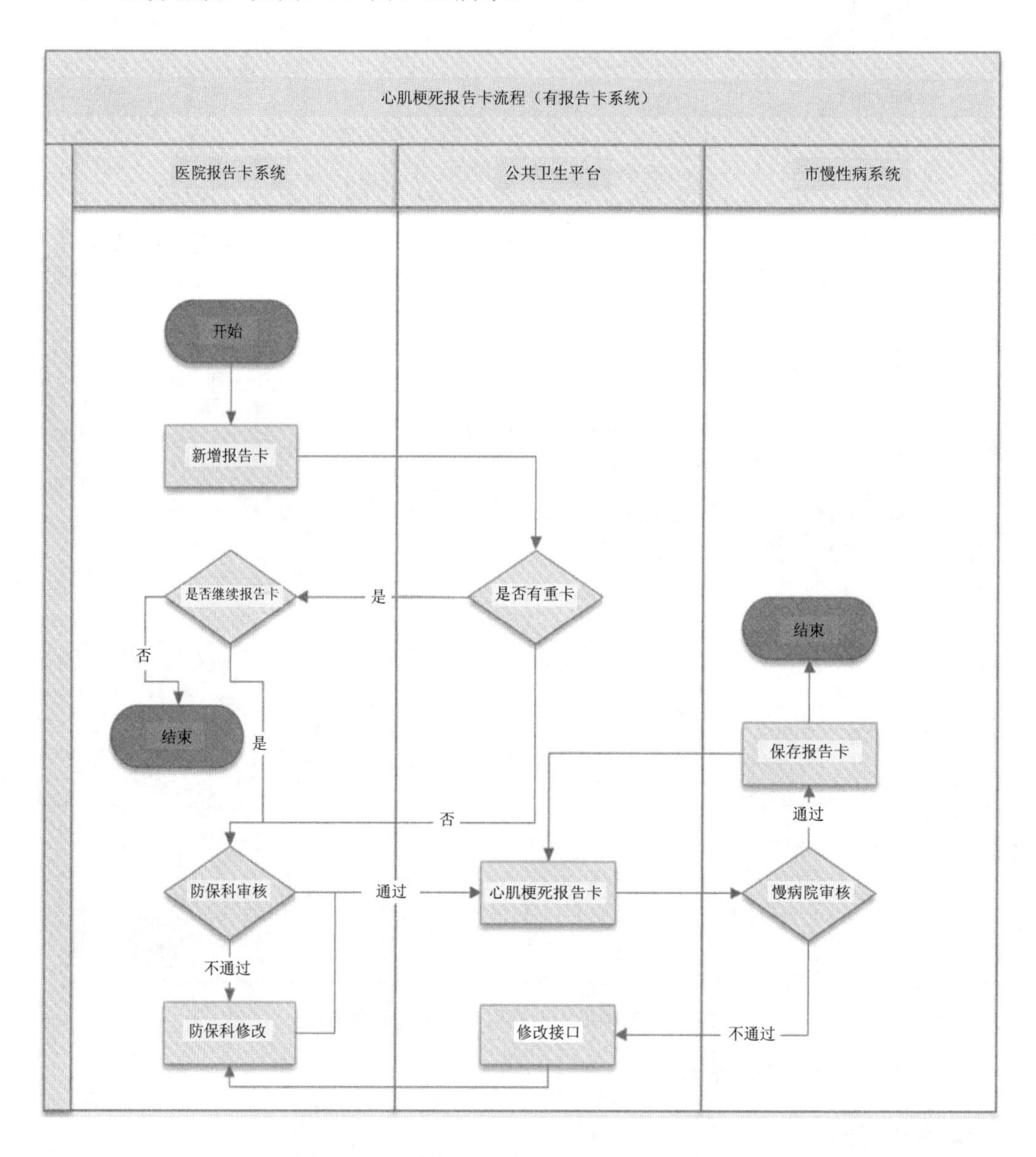

图9-9　心肌梗死报告卡流程（有报告卡系统）

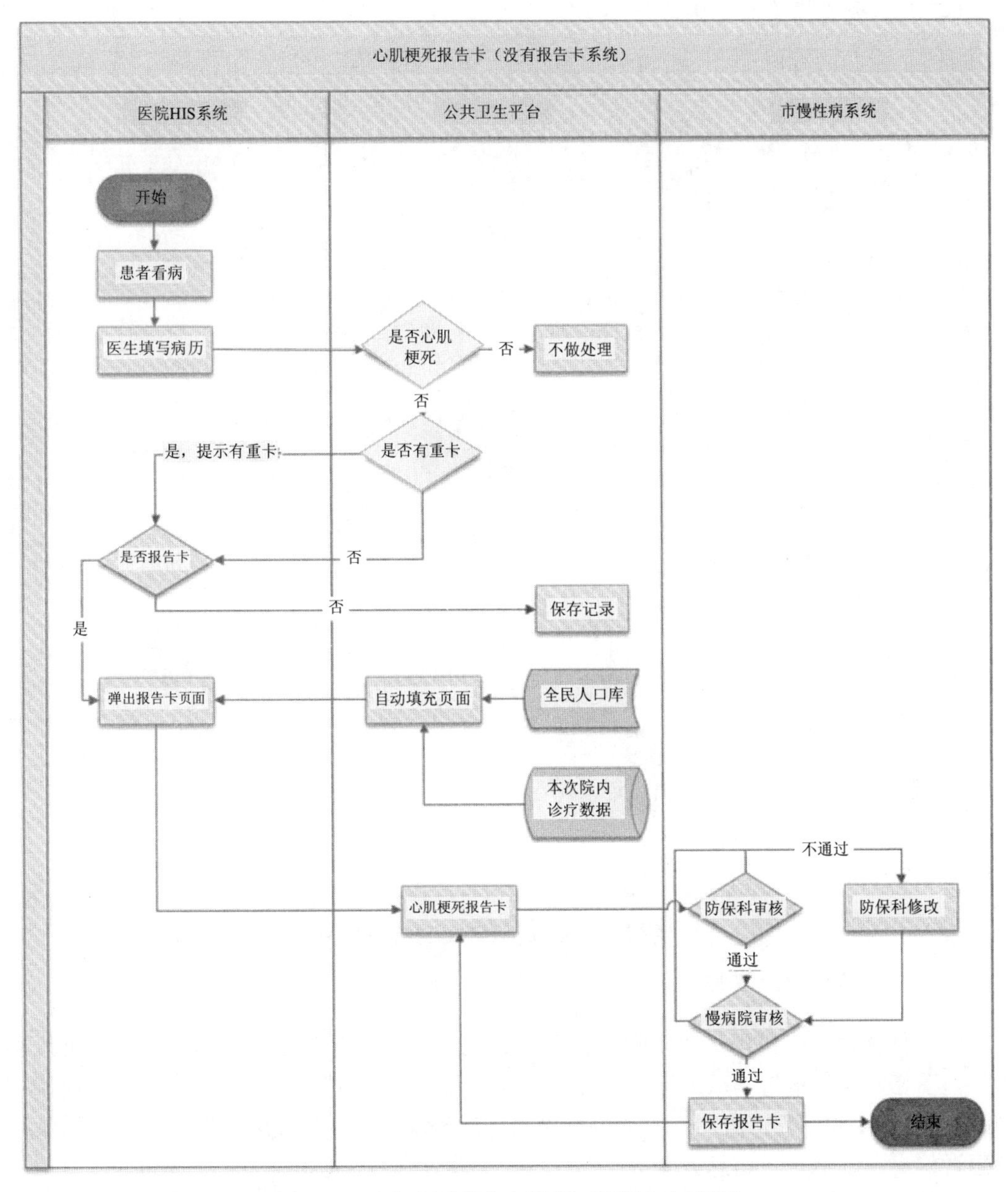

图 9-10　心肌梗死报告卡流程（无报告卡系统）

五、疑似麻风病报告卡管理

（一）业务概述

麻风病疑似患者主要来源各大医院的诊断和体检。在医院的诊疗和体检数据中，根据麻风疑似患者的筛选条件，每天定时筛查麻风疑似患者信息，公共卫生平台根据诊断的数据以及从全民人口库中获取数据填充患者信息，同时同步到慢性病防治管理系统中。

（二）业务流程（如图 9-11 所示）

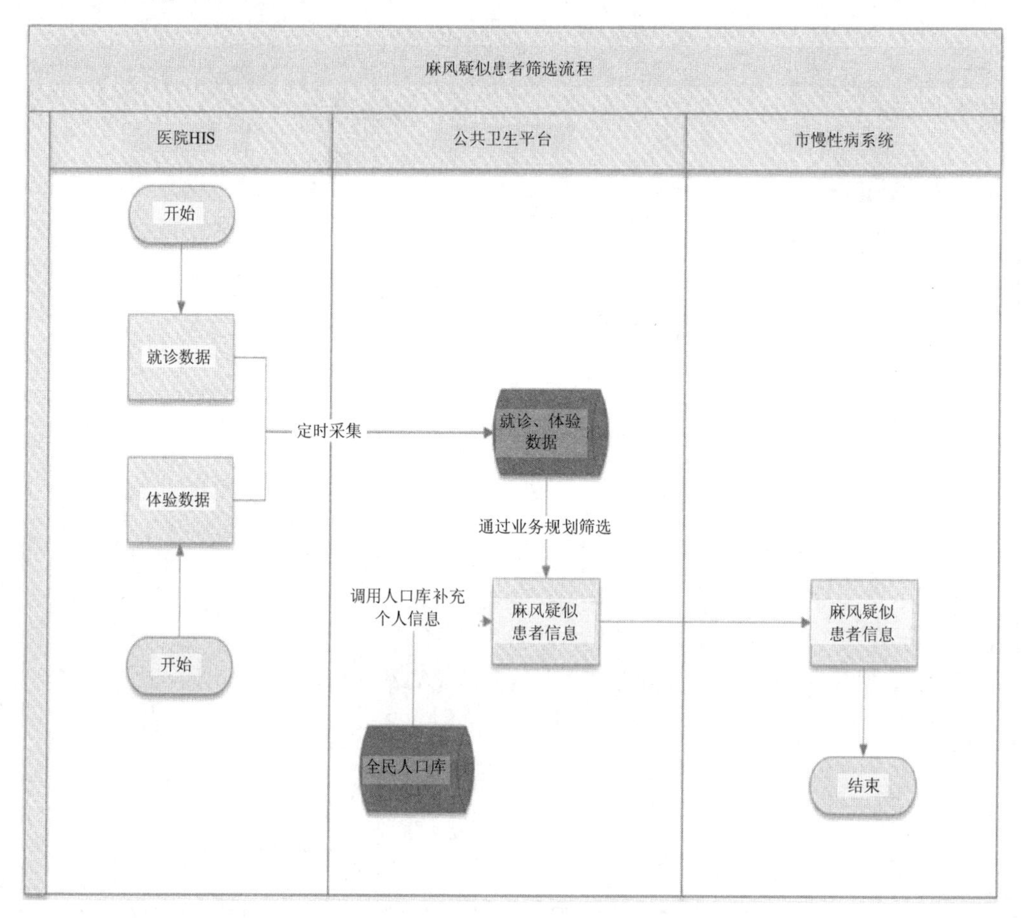

图 9-11　麻风疑似患者筛选流程

（三）业务规则

（1）体格检查中出现："闭眼不拢""兔眼""口角歪斜""歪嘴""手掌肌肉萎缩""手指肌肉萎缩""爪形指""勾手""垂足""吊脚""神经疼痛""神经粗大""触痛""眉毛脱落""脱眉""溃疡""水肿性斑块""疼痛性斑块"关键字，则保存该患者的麻风疑似患者信息。

（2）主诉和现病史出现两种情况之一则保存该患者的麻风疑似患者信息。

- "慢性病皮疹"并且出现持续时间符合 a、b。（a）"年"（b）"3 个月""4 个月"……"12 个月"。
- "不痒不痛""麻木""麻痹""眉毛脱落""脱眉""溃疡""水肿性斑块""疼痛性斑块"其中一个。

（3）病理检查中出现："上皮样细胞""泡沫细胞""神经粗大""抗酸染色阳性""抗酸染色+""多核巨细胞""无浸润""肉芽肿""巨噬细胞"等关键字，则保存该患者的麻风疑似患者信息。

（4）诊断出现："淋巴细胞浸润症""结节性红斑""红斑狼疮""脂膜炎""淋巴瘤""组织细胞增生症""皮肤纤维瘤""离心性环状红斑""环状肉芽肿""外周神经炎""末梢神经炎""脊髓空洞症""股外侧神经炎""蕈样肉芽肿"等关键字。

六、疑似结核病报告卡管理

（一）业务概述

疑似结核病报告卡目前有两种情况：一是院内有报告卡系统，另一种是院内无报告卡系统。针对院内有报告卡系统的，医院在院内报告卡系统报疑似结核病报告卡，且防保科医生在院内系统审核完成后，通过接口的方式把报告卡数据传给传染病管理系统并上报国家，国家传染病数据下行同步公共卫生平台，公共卫生平台再同步至市慢性病系统；没有院内报告卡系统的，临床医生诊断为疑似结核病后，通过调用公共卫生平台传染病报告卡服务页面，直接填写报告卡，医院防保科医生审核，并上报国家系统，国家传染病数据下行同步公共卫生平台，公共卫生平台再同步至市慢性病系统。

（二）业务流程（如图 9-12、图 9-13 所示）

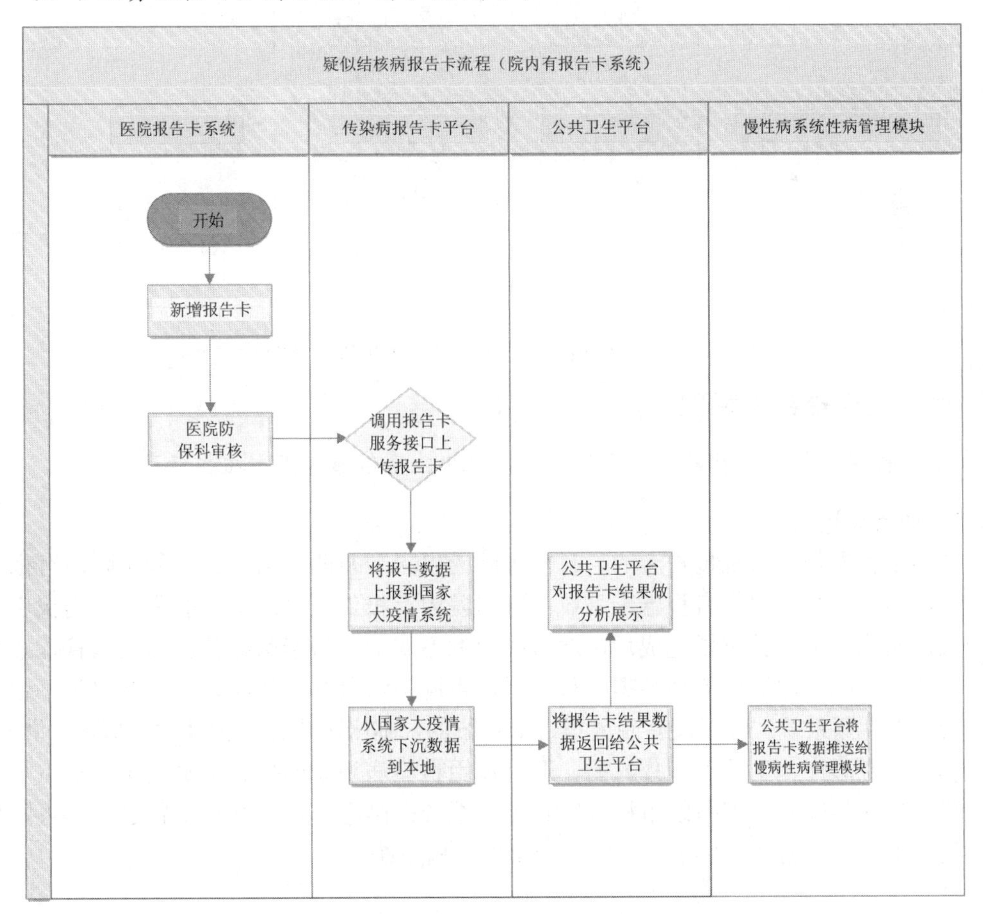

图 9-12　疑似结核病报告卡流程（有报告卡系统）

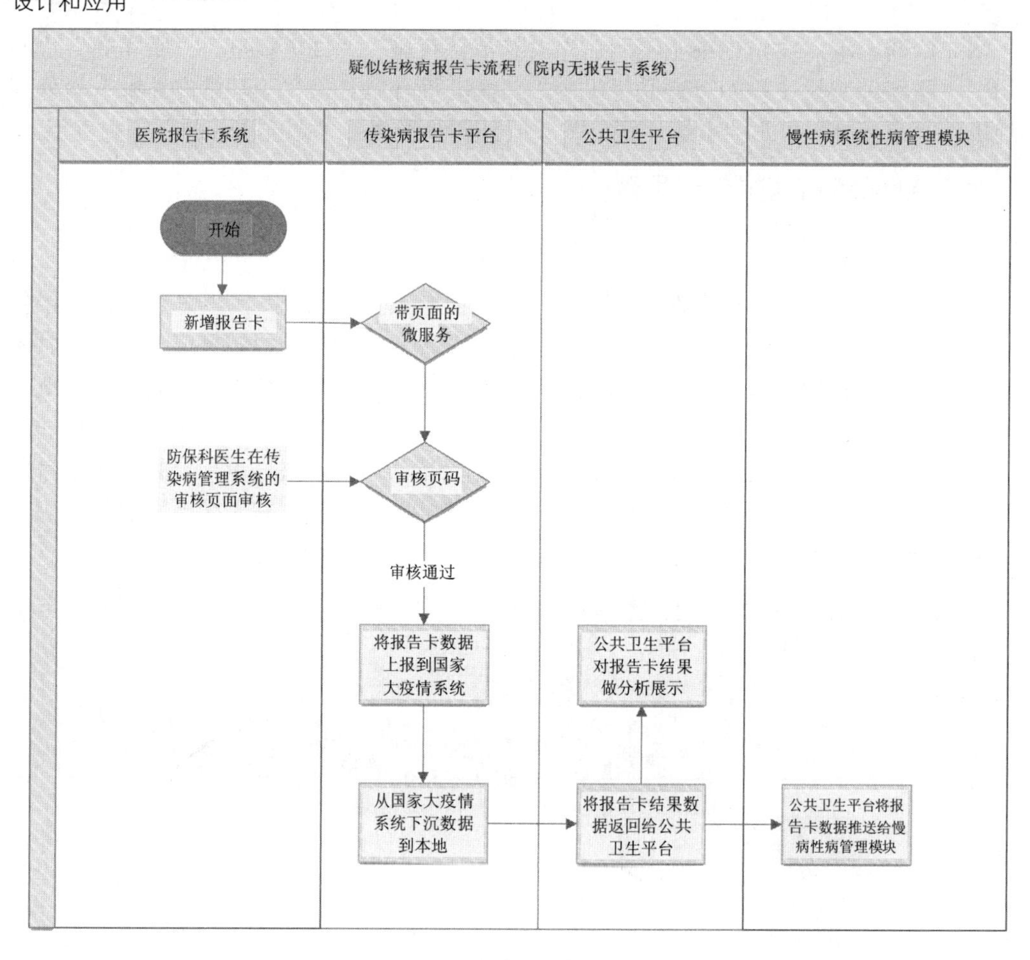

图 9-13　疑似结核病报告卡流程（无报告卡系统）

七、性病报告卡管理

（一）性病（梅毒、淋病、衣原体、尖锐湿疣、生殖道疱疹）报告卡协同

1．业务概述

性病报告卡是由医院报告卡的，目前医院的报告卡有两种情况：一种是院内有报告卡系统，另一种是院内没有报告卡系统。针对院内有报告卡系统的，医院在院内报告卡系统报性病报告卡并且审核完成后，通过接口的方式把报告卡数据传给传染病管理系统并上报国家系统，国家传染病数据下行之后，再同步给公共卫生平台，公共卫生平台再同步给市慢性病系统；针对没有院内报告卡系统的，临床医生诊断为性病（梅毒、淋病、衣原体、尖锐湿疣、生殖道疱疹）后，通过调用传染病系统的报告卡页面填写报告卡，防保科医生在传染病管理系统审核并上报国家系统，国家传染病数据下行之后，再同步给公共卫生平台，公共卫生平台再同步给市慢性病系统。

2．业务流程（如图 9-14、图 9-15 所示）

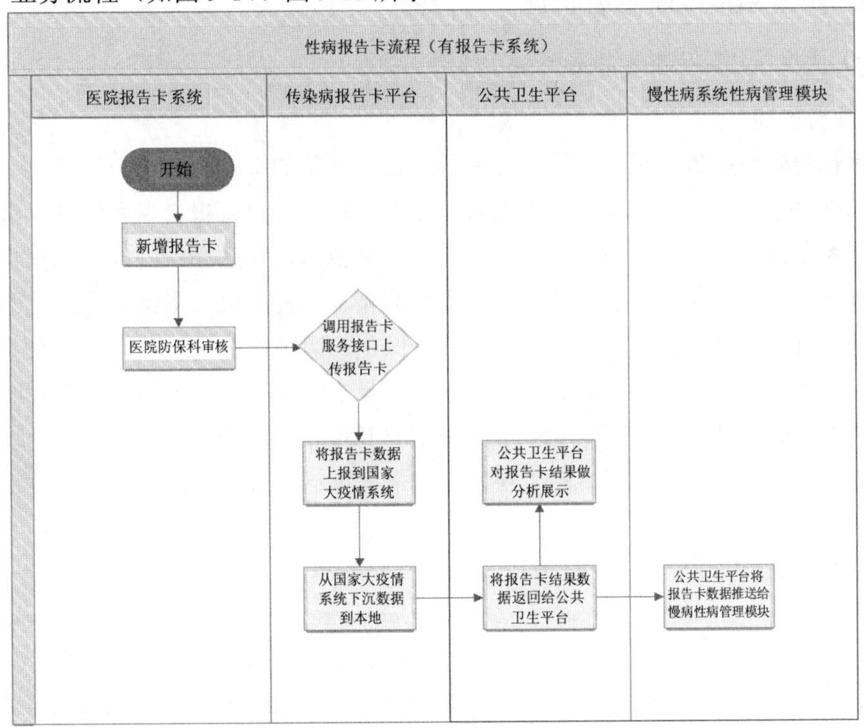

图 9-14　性病报告卡流程（有报告卡系统）

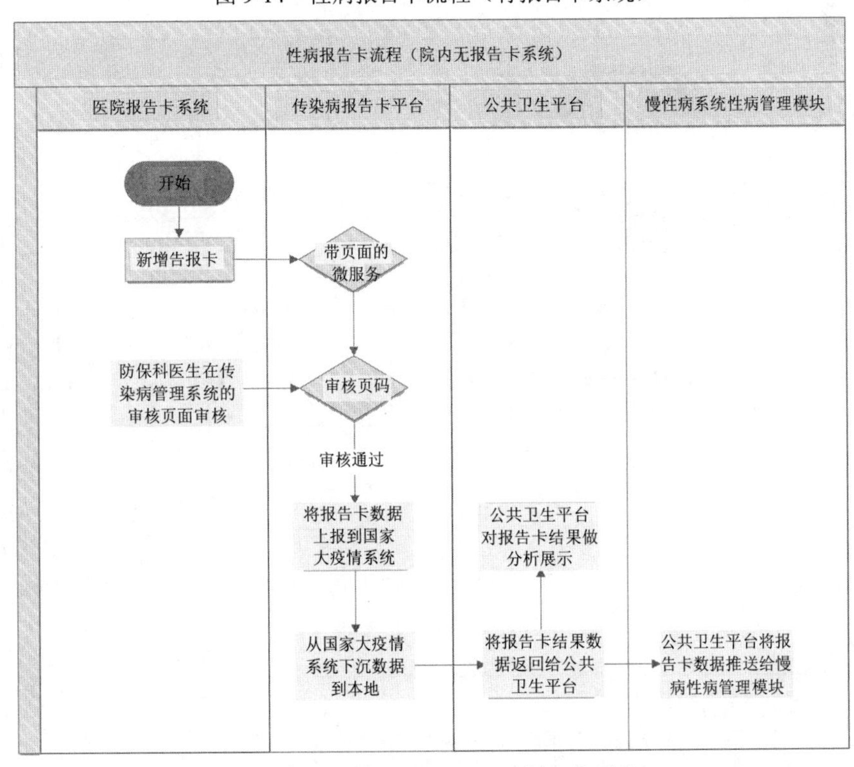

图 9-15　性病报告卡流程（无报告卡系统）

八、严重精神障碍患者管理

（一）严重精神障碍患者报告卡协同管理

1．业务概述

严重精神障碍报告卡是由医院报告卡的，目前医院的报告卡有两种情况：一种是院内有报告卡系统，另一种是院内没有报告卡系统。针对院内有报告卡系统的，医院在院内报告卡系统进行严重精神障碍报告卡，在审核完成后，通过接口的方式把报告卡数据传给精神卫生系统，精神卫生系统（以下简称为精卫）再将报告卡结果数据返回给公共卫生平台；针对没有院内报告卡系统的，临床医生诊断为严重精神障碍后，公共卫生平台在后台判断是否要严重精神障碍报告卡（包括重卡查询），通过精神卫生系统报告卡服务提供的 URL 地址，弹出报告卡页面，同时从诊断信息和全民人口库中自动填充页面数据，医生只需填剩下的数据，医生保存报告卡数据后平台把该报告卡数据同步给精神卫生系统。

2．业务流程（如图 9-16、图 9-17 所示）

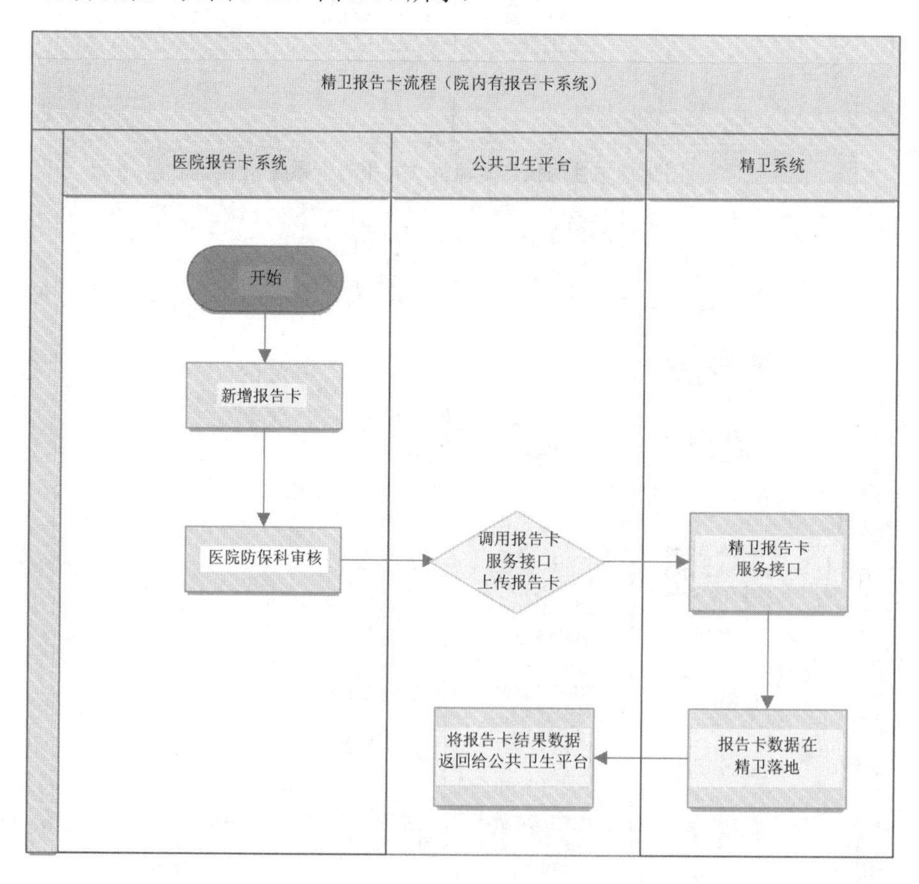

图 9-16　严重精神障碍报告卡（有报告卡系统）

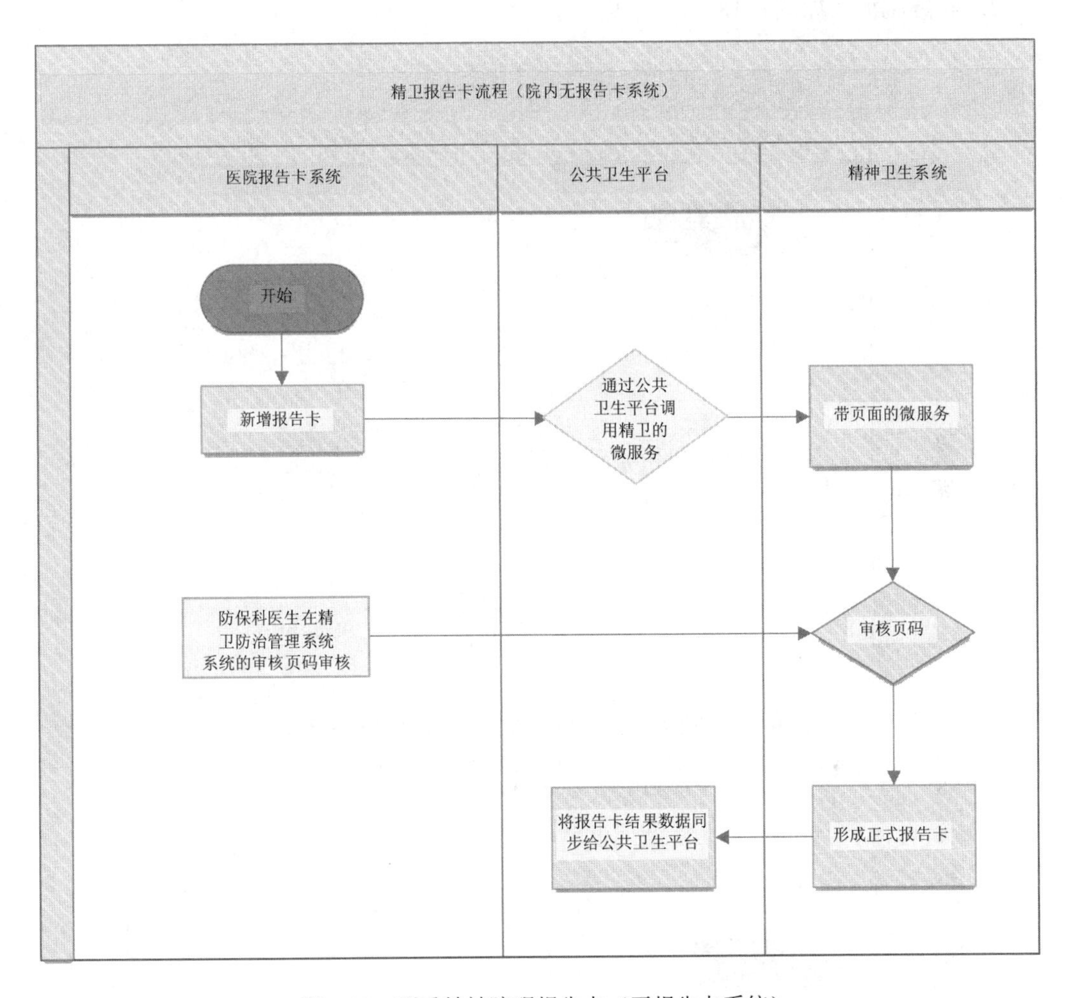

图 9-17　严重精神障碍报告卡（无报告卡系统）

（二）严重精神障碍患者出院信息单报告卡协同

1．业务概述

按照管理要求，患者出院医生诊断为严重精神障碍时，需要进行严重精神障碍患者出院信息单填写。目前严重精神障碍出院报告卡有两种情况：一种是院内有报告卡系统，另一种是院内没有报告卡系统。针对院内有报告卡系统的，医院在院内报告卡系统报严重精神障碍出院报告卡并且审核完成后，通过接口的方式把报告卡数据传给精神卫生系统；针对没有院内报告卡系统的，临床医生为住院的严重精神障碍患者填写出院小结时，公共卫生平台在后台判断是否要严重精神障碍出院报告卡（包括重卡查询），通过 URL 地址，弹出报告卡页面，同时从诊断信息和全民人口库中自动填充页面数据，医生只需填剩下的数据，医生保存报告卡数据后平台把该报告卡数据同步给精卫系统。

2．业务流程（如图 9-18、图 9-19 所示）

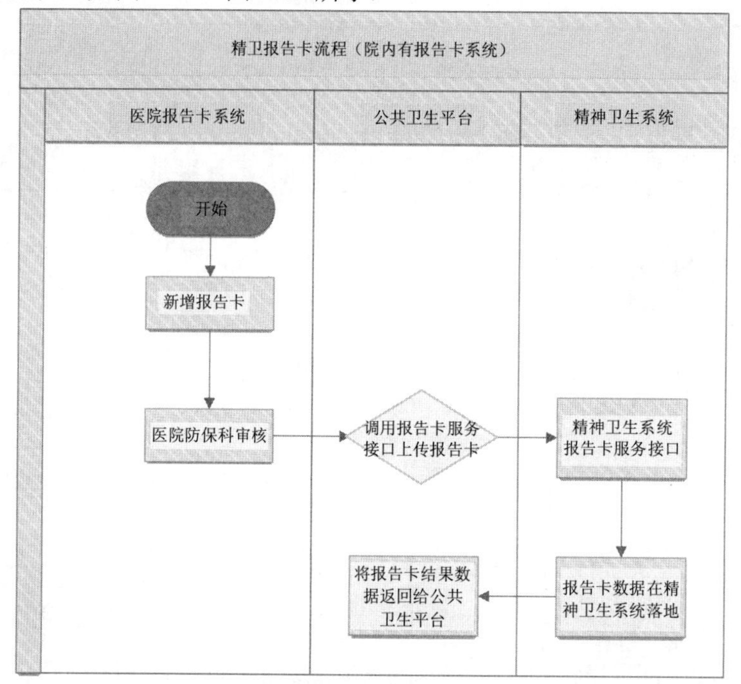

图 9-18　严重精神障碍出院报告卡（有报告卡系统）

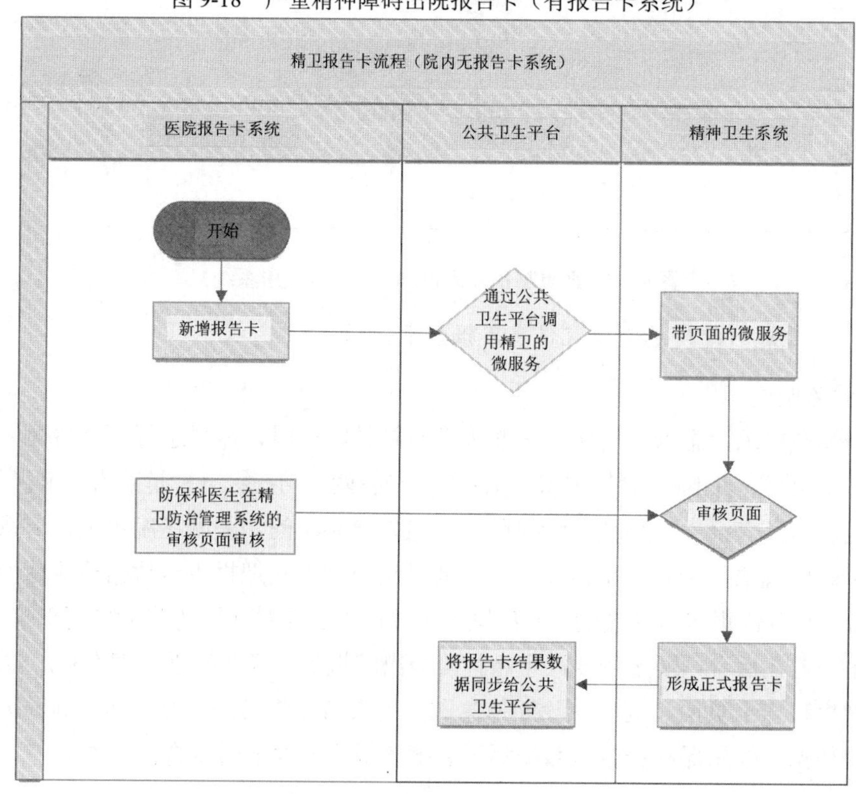

图 9-19　严重精神障碍出院报告卡（无报告卡系统）

九、死亡报告卡管理

（一）业务概述

死亡报告卡是由医院报告卡的，目前医院的报告卡有两种情况：一种是院内有报告卡系统，另一种是院内没有报告卡系统。针对院内有报告卡系统的，医院在院内报告卡系统报死亡报告卡并且审核完成后，通过公共卫生平台调用死因报告卡的数据交换接口，把报告卡数据传给死因监测系统，死因监测系统再将死亡报告卡结果数据返回给公共卫生平台；针对没有院内报告卡系统的，临床医生判断患者已死亡后，通过公共卫生平台调用死亡报告卡服务的 URL 地址，弹出报告卡页面，同时从诊断信息和全民人口库中自动填充页面数据，医生只需填剩下的数据，医生保存报告卡数据后报告卡数据保存到死因监测系统中。

（二）业务流程（如图 9-20、图 9-21 所示）

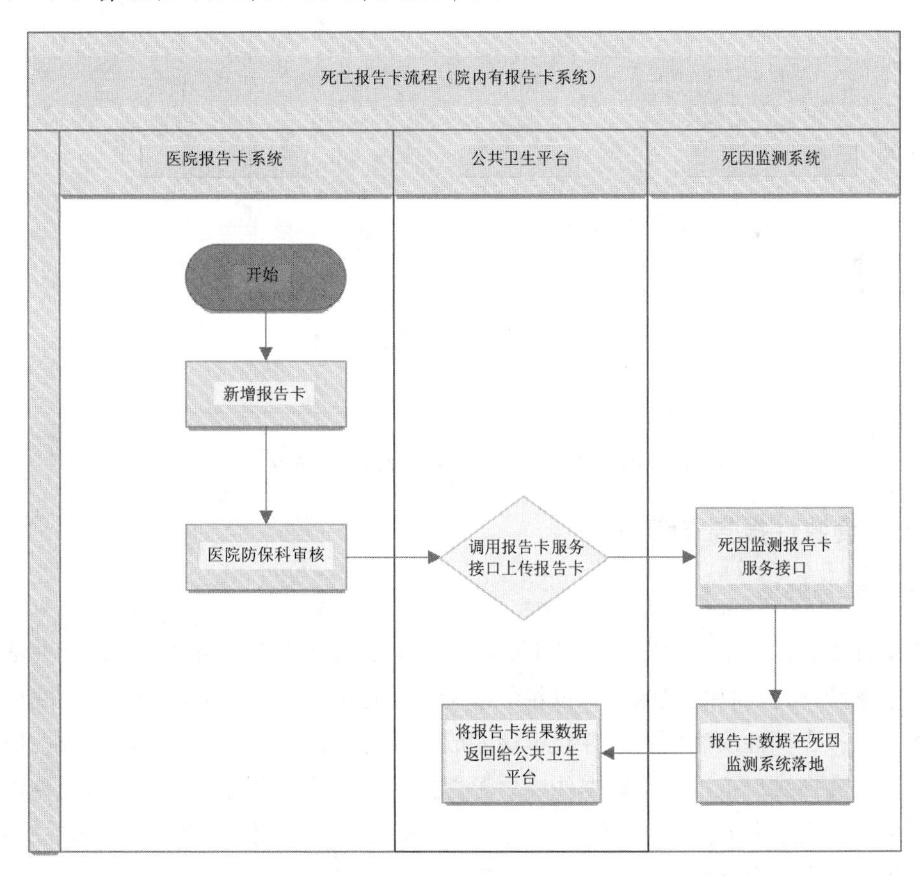

图 9-20　死亡报告卡流程（有报告卡系统）

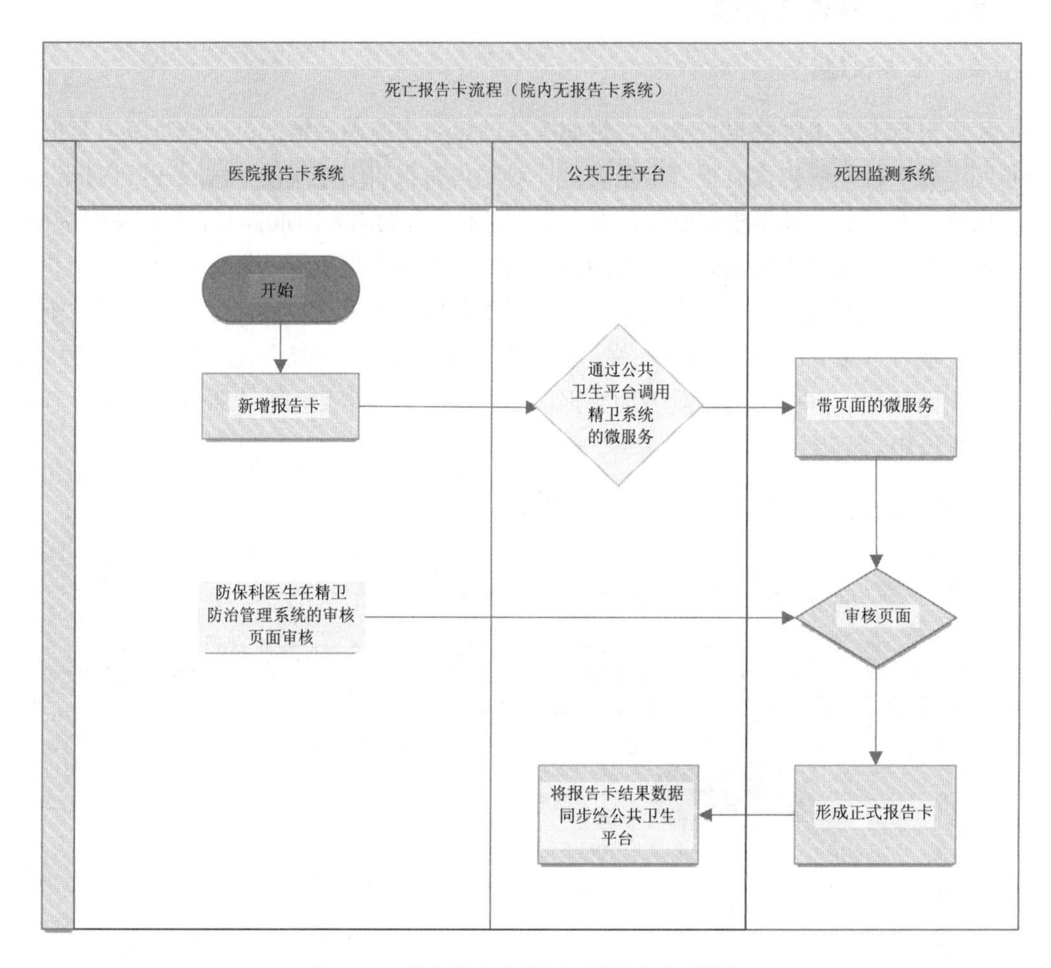

图 9-21　死亡报告卡流程（无报告卡系统）

十、食源性报告卡管理

（一）业务概述

食源性疾病报告卡是由医院报告卡的，目前医院的报告卡有两种情况：一种是院内有报告卡系统，另一种是院内没有报告卡系统。针对院内有报告卡系统的，医院在院内报告卡系统报食源性疾病报告卡并且审核完成后，通过公共卫生平台调用食源性报告卡系统的数据交换接口把报告卡数据传给食源性报告卡系统，食源性报告卡系统再将结果数据同步给公共卫生平台；针对没有院内报告卡系统的，临床医生诊断为食源性疾病后，公共卫生平台在后台判断是否为食源性疾病报告卡（包括重卡查询），通过调用食源性报告卡带页面服务的 URL 地址，弹出报告卡页面，同时从诊断信息和全民人口库中自动填充页面数据，医生只需填剩下的数据，医生保存报告卡数据到食源性报告卡系统。

（二）业务流程（如图 9-22、图 9-23 所示）

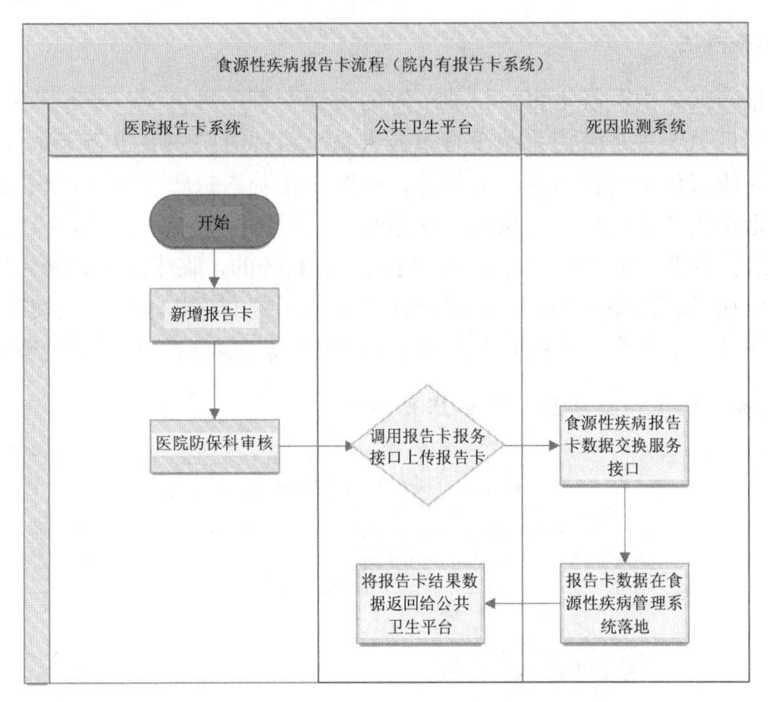

图 9-22　食源性报告卡流程（有报告卡系统）

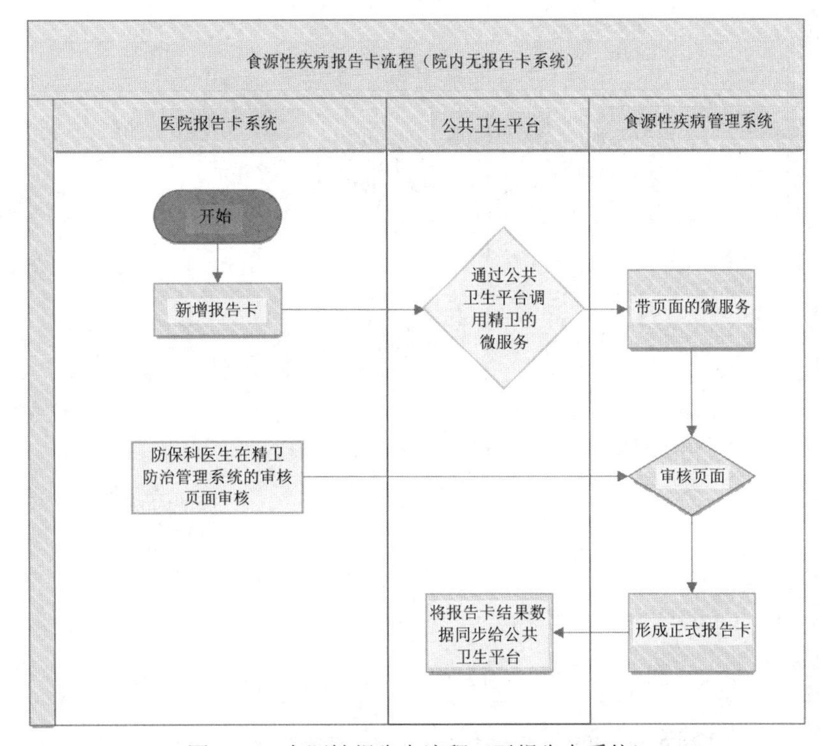

图 9-23　食源性报告卡流程（无报告卡系统）

十一、传染病报告卡管理

（一）业务概述

传染病报告卡是由医院上报，目前医院的报告卡有两种情况：一种是医院院内系统有报告卡系统，另一种是院内系统没有报告卡系统。针对院内有报告卡系统的，医院在院内报告卡系统报传染病报告卡，并且防保科医生在院内报告卡系统审核完成后，通过接口的方式把报告卡数据传给传染病管理系统并上报国家系统，国家传染病数据下行之后，再同步给公共卫生平台；针对没有院内报告卡系统的，临床医生诊断为传染病之后，通过调用传染病带页面服务的方式，直接在传染病系统的报告卡页面上填写报告卡，防保科医生在传染病管理系统审核并上报国家，国家传染病数据下行同步给公共卫生平台。

（二）业务流程（如图 9-24、图 9-25 所示）

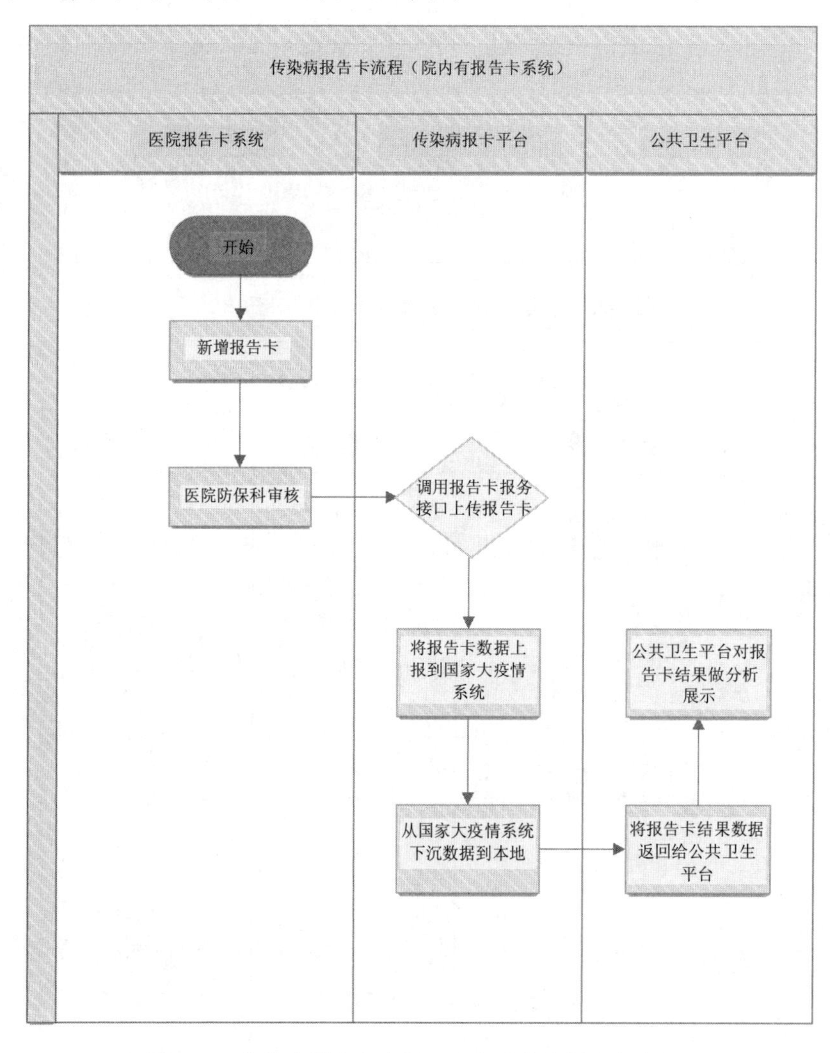

图 9-24　传染病报告卡流程（院内系统有报告卡流程）

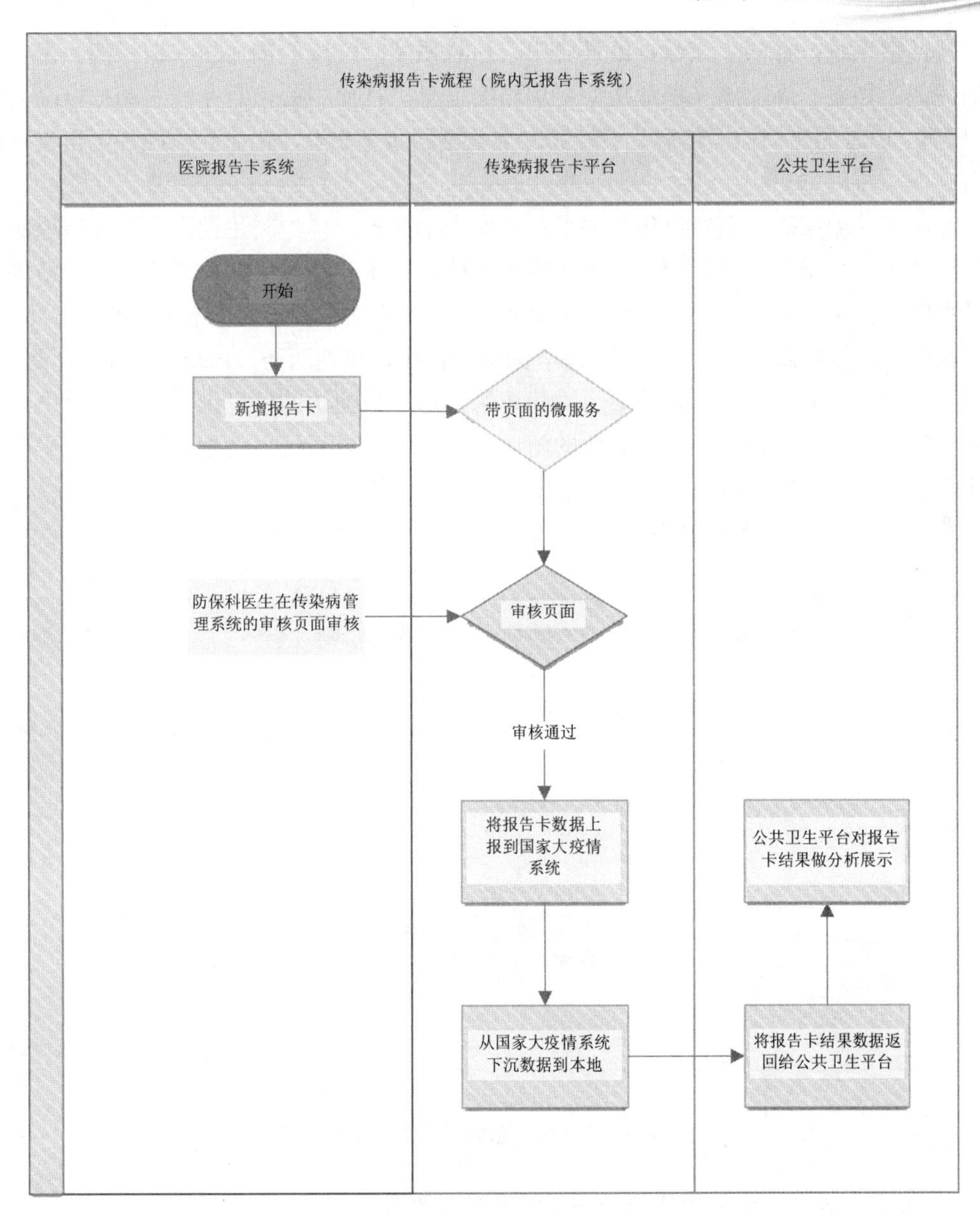

图 9-25　传染病报告卡流程（院内系统无报告卡流程）

第四节　慢性病管理业务协同

一、高血压、糖尿病管理

（一）居民健康档案、慢性病专项、体检、慢性病随访协同

1．业务概述

公共卫生平台从区域全民健康信息平台诊疗数据中，将高血压（糖尿病）信息同步

至市慢性病系统，并同步该数据给社康中心信息系统，社康给高血压（糖尿病）患者建立居民健康档案、高血压（糖尿病）专项档案信息。社康中心信息系统主动把该高血压（糖尿病）患者的建档档案信息、慢性病专项数据同步至平台，由平台再同步至市慢性病系统。

高血压（糖尿病）患者每年都要求在社康中心体检，体检医生把高血压（糖尿病）患者的体检信息录入社康系统中，当社康服务信息系统有高血压（糖尿病）患者新的体检数据时，社康系统主动把体检数据同步至平台，平台再同步至市慢性病系统。

社康中心根据高血压（糖尿病）患者的具体情况，按期随访高血压（糖尿病）患者，并且记录每一次的随访情况以及下一次随访的目标，把随访的信息录入社康系统中，当社康系统有高血压（糖尿病）患者新的随访记录时，社康系统主动把数据同步至平台，再由平台同步至市慢性病系统。

2．业务流程（如图 9-26 所示）

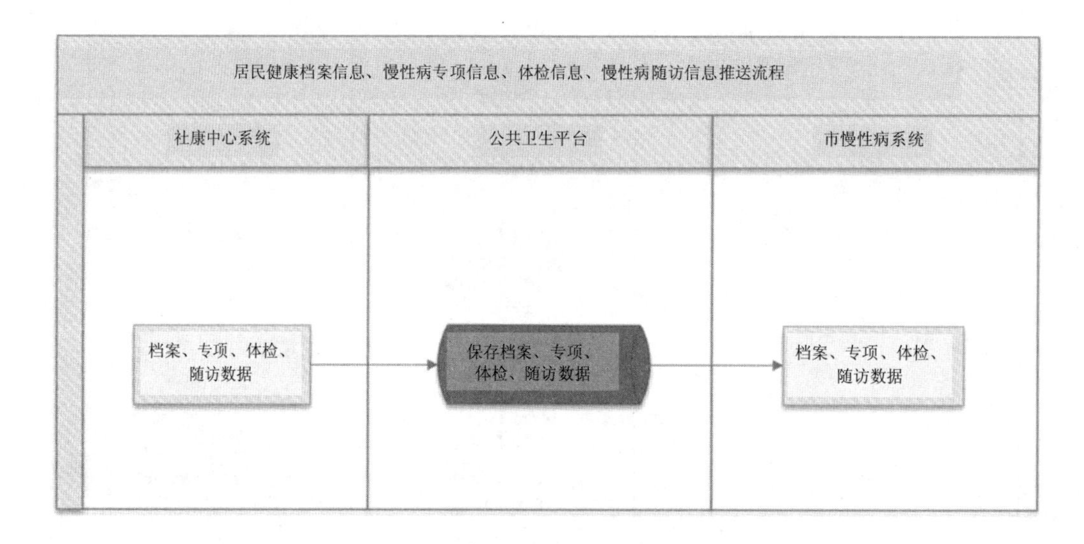

图 9-26　高血压、糖尿病数据同步流程

（二）高血压、糖尿病待建档任务与社康中心协同

1．业务概述

高血压（糖尿病）建档在是社康中心的工作之一，高血压（糖尿病）建档的数据来源有三个，分别是双向转诊、医生诊断和报告卡。社康中心需要获取这三个数据源然后在社康系统中为高血压（糖尿病）患者建档，以便后续的随访和管理工作。在建高血压（糖尿病）档案前需要判断患者是否已建居民健康电子档案。

2．业务流程（如图 9-27 所示）

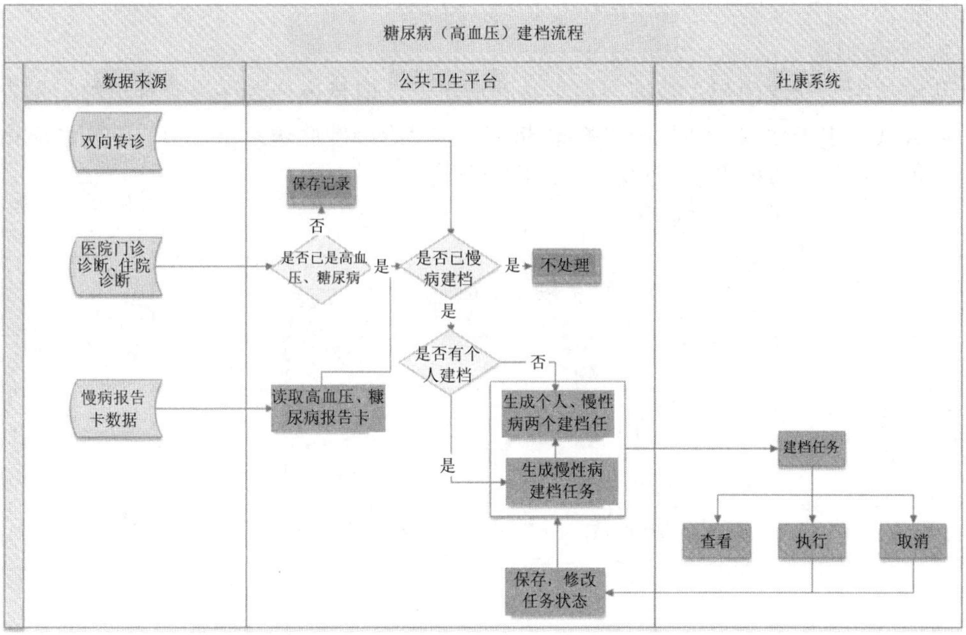

糖尿病（高血压）建档流程
数据来源
公共卫生平台
社康系统
双向转诊
保存记录
否
医院门诊诊断、住院诊断
是否已是高血压、糖尿病
是
是否已慢病建档
是
不处理
是
是否有个人建档
否
慢病报告卡数据
读取高血压、糖尿病报告卡
生成个人、慢性病两个建档任
是
生成慢性病建档任务
建档任务
查看
执行
取消
保存，修改任务状态

图 9-27　高血压（糖尿病）待建档流程

二、肿瘤管理业务协同

（一）死亡原因订正

1．业务概述

慢性病管理每年需要从疾控数据获取相关的死亡数据，用于核对已经登记肿瘤报告卡的患者的存活情况。公共卫生平台定期从疾控平台采集死亡数据，与已登记的肿瘤患者对比，如果患者已死亡，则订正报告卡，并把数据同步给市慢性病系统。

2．业务流程（如图 9-28 所示）

传染病报告卡流程（院内无报告卡系统）
疾控平台
公共卫生平台
市慢性病系统
死亡报告卡数据
是否已有肿瘤报告卡
是
订正肿瘤报告卡
保存数据
不处理
不处理

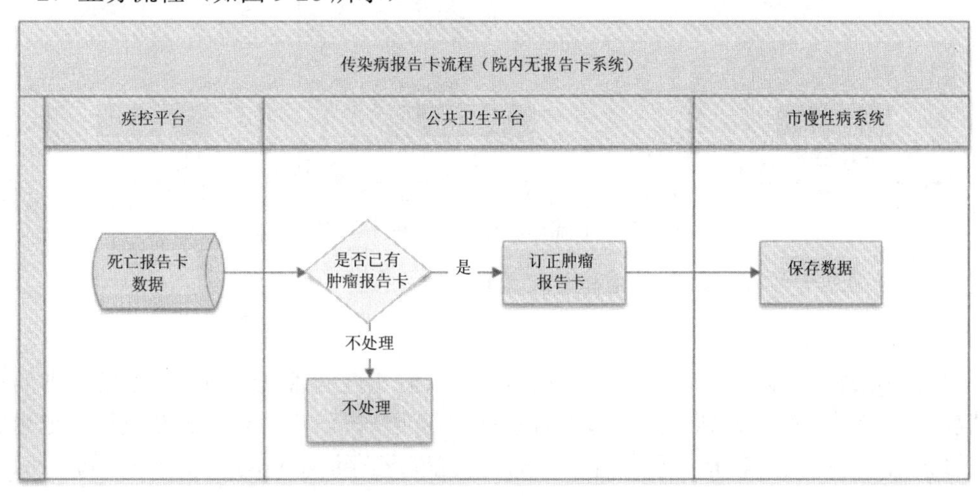

图 9-28　肿瘤报告卡死亡订正

（二）肿瘤死亡补卡

1．业务概述

从疾控中心获取的死亡数据，如果是肿瘤患者，但是该死者还没有登记肿瘤报告卡的，则公共卫生平台要自动生成肿瘤报告卡，同步给市慢性病系统，市慢性病系统审核通过后把正式的肿瘤报告卡返回给公共卫生平台。

2．业务流程（如图 9-29 所示）

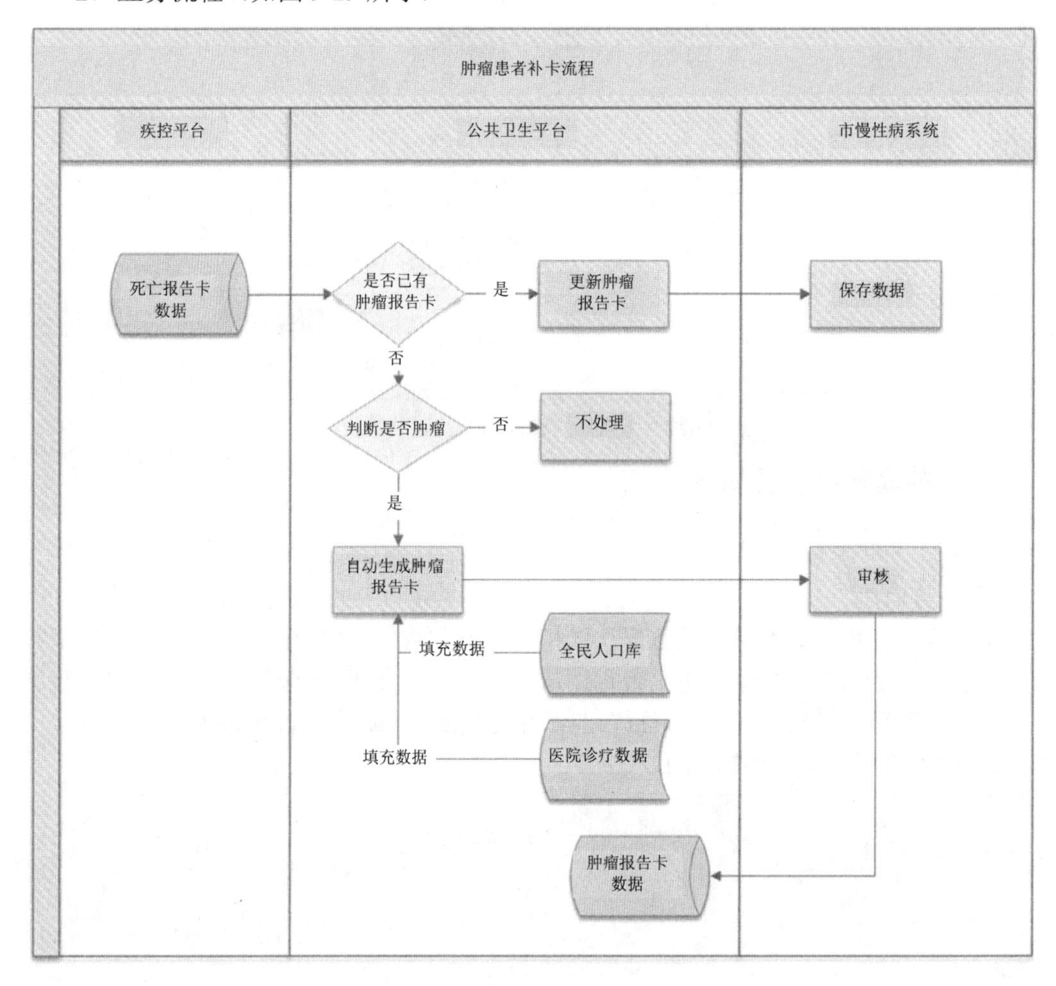

图 9-29　肿瘤患者死亡补报告卡流程

（三）肿瘤患者诊疗记录与肿瘤随访记录同步

1．业务概述

恶性肿瘤患者的随访比较难进行，社康中心或者慢性病管理人员难以了解患者的存活情况，故希望通过患者到医院就诊判断患者的存活情况。当平台能够获取已登记患者的就诊记录（如病历、体检、住院等），证明该患者还存活，自动生成一条随访记录。

2．业务流程（如图 9-30 所示）

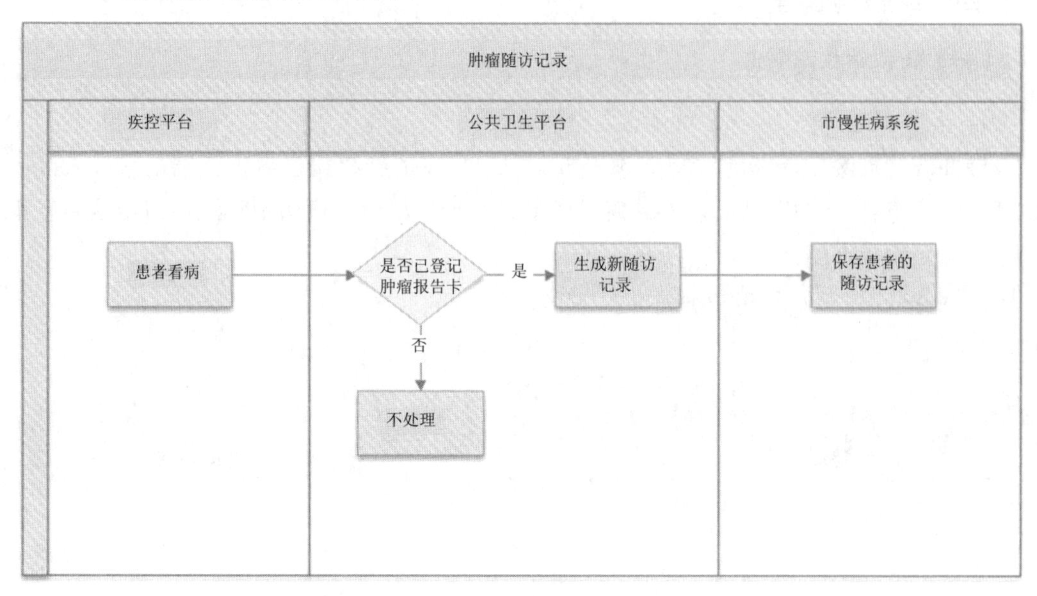

图 9-30　肿瘤随访

三、心脑血管疾病管理

（一）业务概述

慢性病管理中心每年需要从疾控中心获取死亡数据，用于核对已经登记心脑血管报告卡患者的存活情况。公共卫生平台定期从疾控平台采集死亡数据，与已登记的肿瘤患者对比，如果患者已死亡，则订正报告卡，并把数据同步给市慢性病系统。

（二）业务流程（如图 9-31 所示）

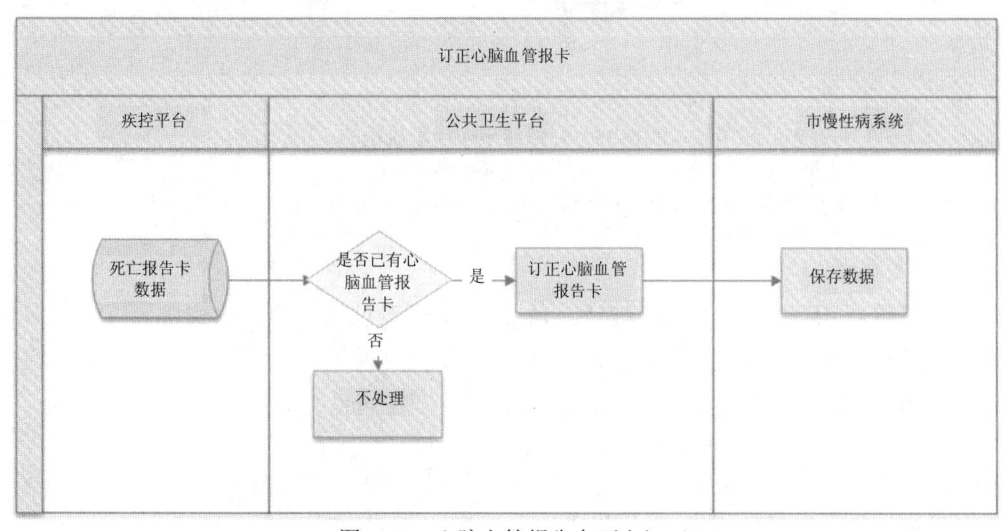

图 9-31　心脑血管报告卡死亡订正

四、结核病管理

（一）疑似结核病筛选

1. 业务概述

慢性病管理希望能够通过提前预警机制发现潜在的结核病患者，特别是易患人群，包括艾滋病患者、65 岁以上老人、糖尿病患者。平台从电子病历中下沉疑似结核病患者的信息供慢性病查阅。

2. 业务流程（如图 9-32 所示）

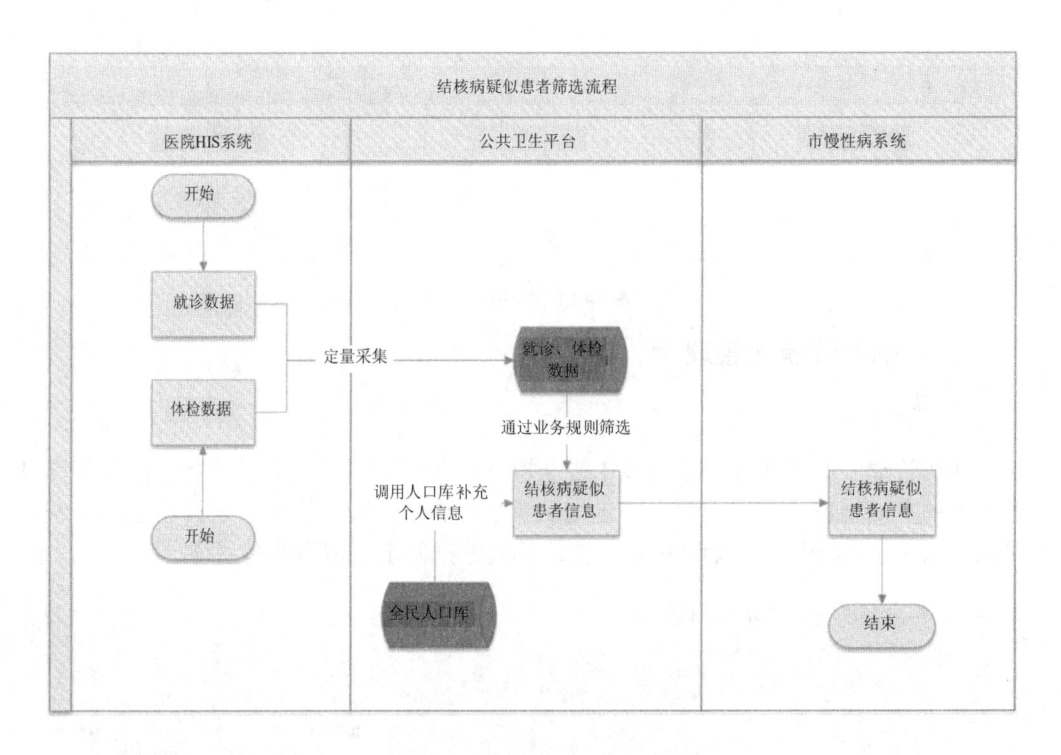

图 9-32　疑似结核病筛选流程

（二）结核病患者诊疗记录与结核病管理初诊登记协同

1. 业务概述

疑似结核病在转诊到定点医院做确诊后，需要在慢性病系统中做初诊登记，在做初诊登记时希望能够调取定点医院的诊疗信息，包括门（急）诊处方、手术、药品、检验检查、影像信息。平台从定点医院采集上述数据供慢性病系统调阅。

2．业务流程（如图 9-33 所示）

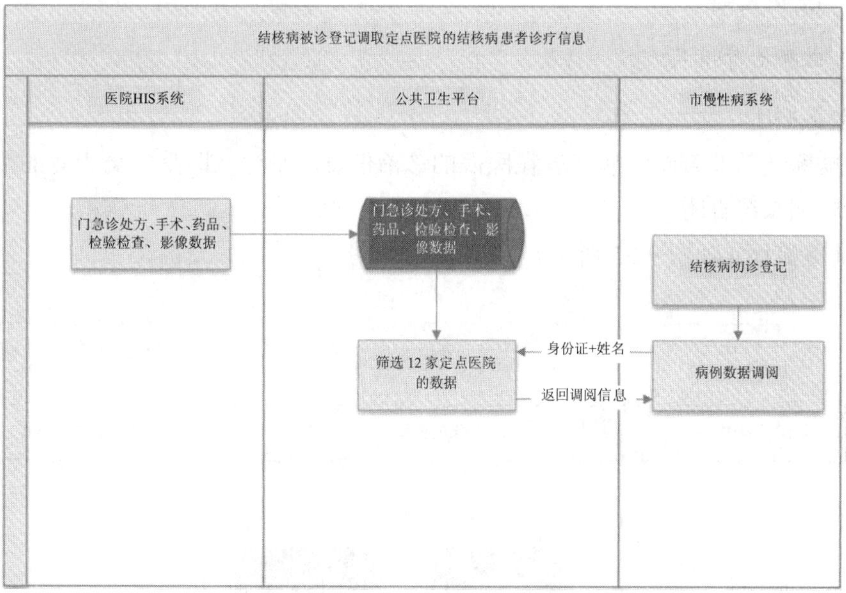

结核病被诊登记调取定点医院的结核病患者诊疗信息

医院HIS系统

公共卫生平台

市慢性病系统

门急诊处方、手术、药品、检验检查、影像数据

门急诊处方、手术、药品、检验检查、影像数据

结核病初诊登记

筛选 12 家定点医院的数据

身份证+姓名

返回调阅信息

病例数据调阅

图 9-33　结核病初诊登记调取结核病患者诊疗信息

（三）结核病患者病理数据调阅协同

1．业务概述

临床医生在诊治结核病患者时，希望能够调取患者在其他医院的病理数据，减少重复检查和了解以往的治疗情况。平台采集所有定点医院的病理信息给慢性病系统，定点医院在治疗结核病患者时，可以从慢性病系统调阅信息，包括门（急）处方、手术、药品、检验检查、影像信息。

2．业务流程（如图 9-34 所示）

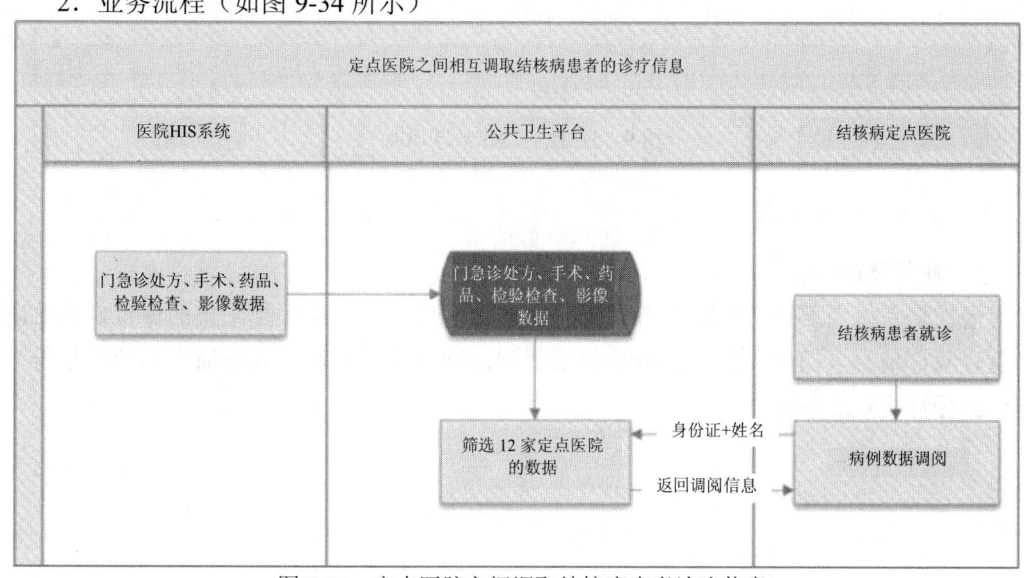

图 9-34　定点医院之间调取结核病患者诊疗信息

五、性病管理

（一）性病治疗信息

1．业务概述

慢性病系统需要查阅性病患者在医院的诊治信息。平台从医院性病患者的治疗信息提供给慢性病系统查阅。

2．业务流程（如图 9-35 所示）

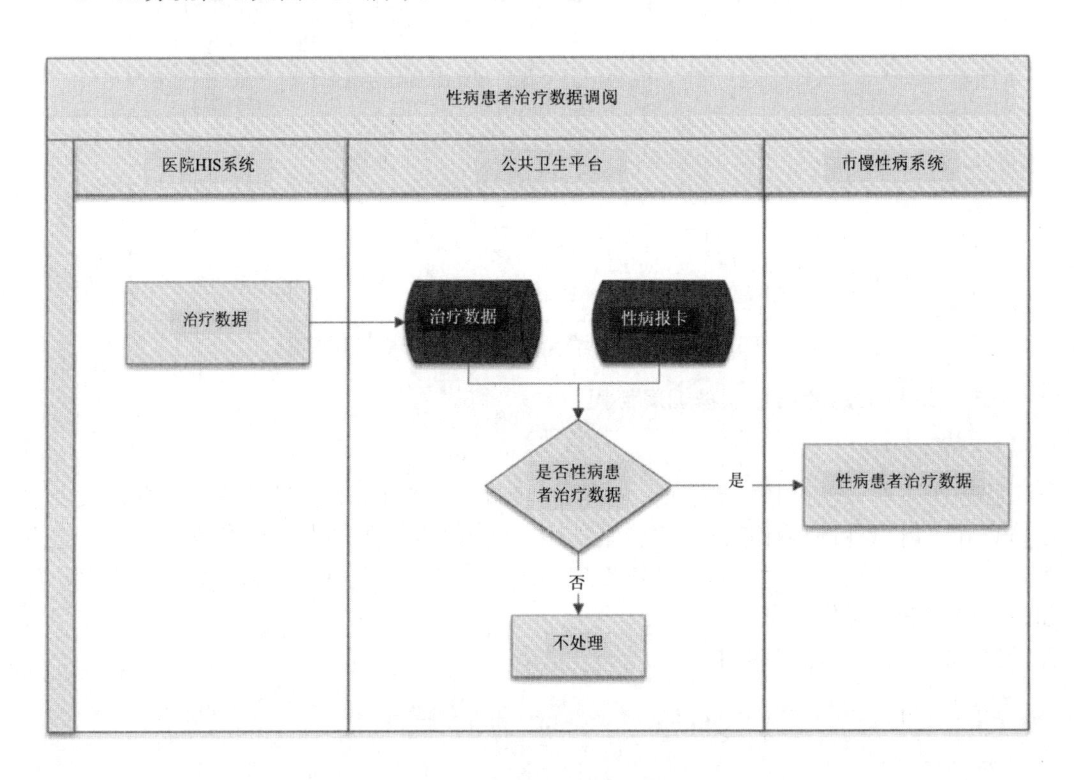

图 9-35　性病治疗数据调阅

（二）梅毒复诊信息

1．业务概述

慢性病系统需要查阅性病患者在医院的诊疗信息。平台从医院采集的梅毒病人血清学复查复诊信息（门诊、住院的就诊记录数据，性病实验室对病人血清学的检验报告）提供给慢性病系统查阅。

2．业务流程（如图 9-36 所示）

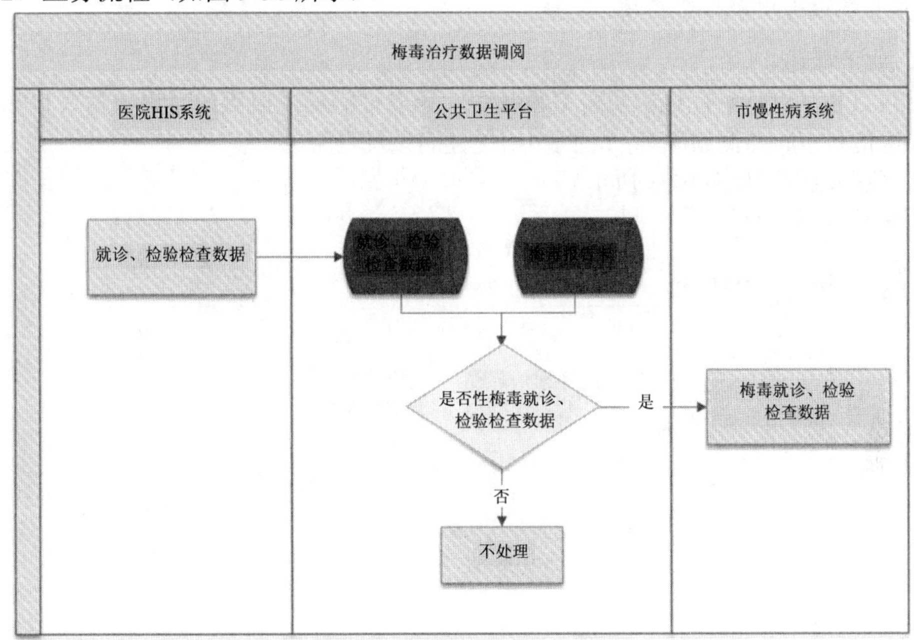

图 9-36　梅毒治疗数据调阅

（三）性病初诊信息

1．业务概述

慢性病系统需要查阅性病患者在医院的诊疗信息。平台从医院采集的性病病人的治疗信息（包含相关症状、实验室检测结果、治疗情况）提供给慢性病系统查阅。

2．业务流程（如图 9-37 所示）

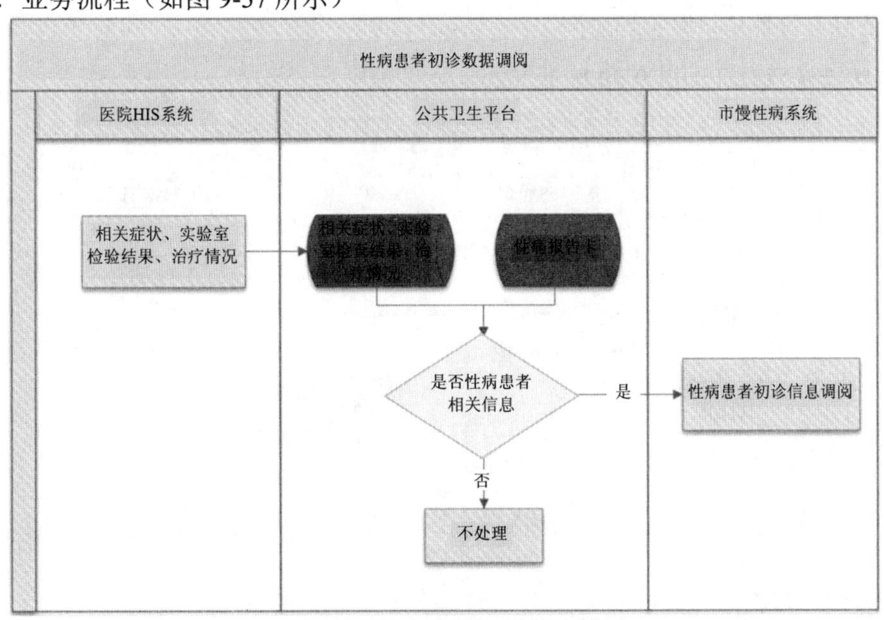

图 9-37　性病患者初诊数据调阅

（四）性病实验室监测数据

1．业务概述

公共卫生平台从医疗机构实验室系统中，调取性病相关监测的结果数据（包括监测名称、送检科室、监测结果等），同步给慢性病系统查阅。

2．业务流程（如图 9-38 所示）

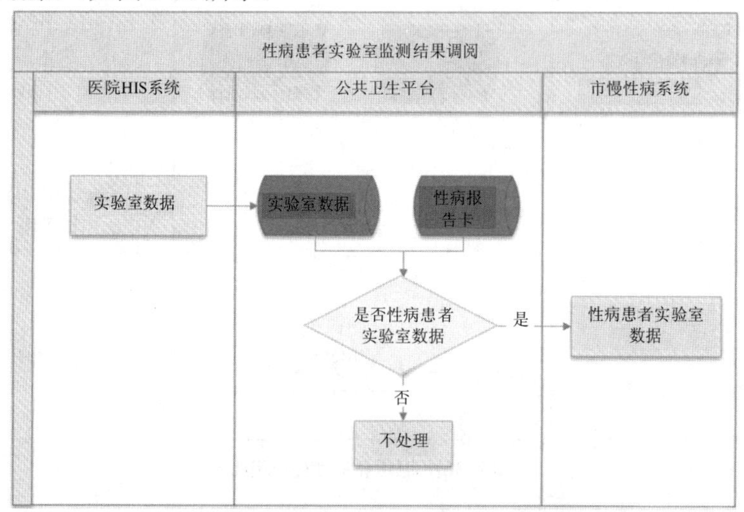

图 9-38　性病患者实验室结果数据调阅

六、口腔管理

（一）业务概述

公共卫生平台从社康中心档案信息、老年人体检信息以及学生健康体检信息获取口腔相关信息与慢性病口腔管理协同。

（二）业务流程（如图 9-39 所示）

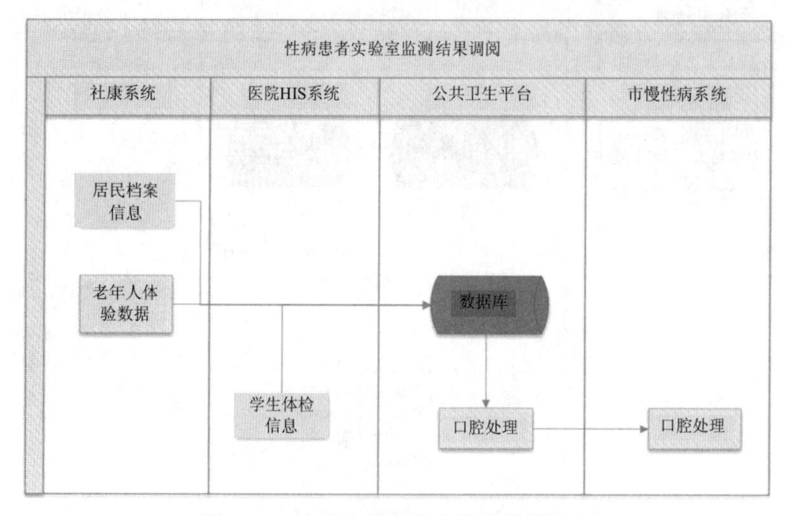

图 9-39　性病患者实验室结果数据调阅

第五节　精神卫生业务协同

一、精神防治管理协同

（一）获取精障碍病患者慢性病信息协同

1．业务概述

精神卫生中心需要获取在册严重精神障碍患者是否有慢性病，公共卫生平台通过采集精神卫生系统中，严重精神障碍患者的报告卡信息和市慢性病系统中相关疾病的报告卡信息对比，如果严重精神障碍患者有相关的慢性病，则把该慢性病的相关信息下沉精神卫生防治管理系统。

2．业务流程（如图 9-40 所示）

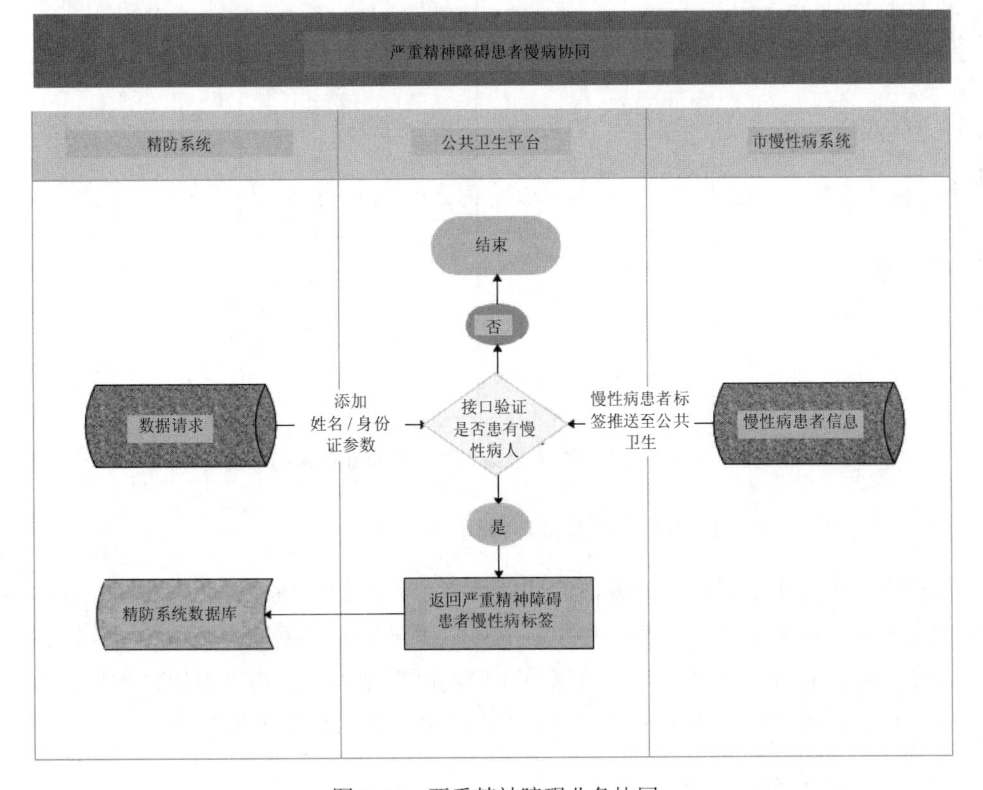

图 9-40　严重精神障碍业务协同

（二）严重精神障碍患者居民健康档案信息、健康体检信息协同

1．业务概述

严重精神障碍患者每年需要做一次健康体检，由社康中心做体检，并且把体检结果录入社康系统中。当有严重精神障碍患者新的体检信息时，社康中心信息系统汇总至公

共卫生平台，公共卫生平台把此体检信息同步至精神卫生防治管理系统供医生查阅。

2．业务流程（如图9-41所示）

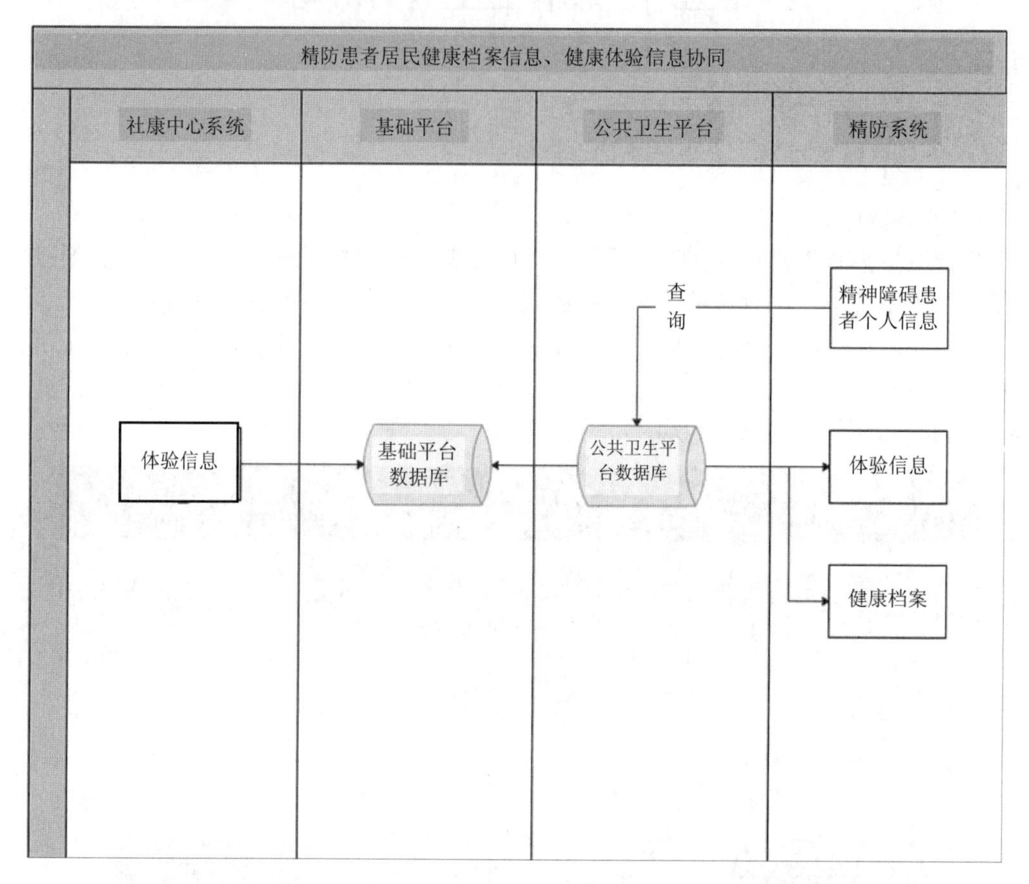

图9-41　精防患者档案、体检信息业务协同

（三）严重精神障碍患者居民死亡信息协同

精神卫生中心需要对在册的存活的严重精神患者进行失访管理，需要与疾控中心的死因数据核对。公共卫生平台将疾控中心的死亡医学证明数据同步至精神卫生防治管理系统，精神防治管理系统把该死亡数据与在册的严重精神障碍患者对比，如果患者已死亡则订正严重精神障碍患者报告卡，记录死亡原因、死亡时间等信息。

（四）产后抑郁信息协同

1．业务概述

如果患者为严重精神障碍患者且是一名产妇，则精神卫生中心需了解患者产后信息，筛选是否有产后抑郁。公共卫生平台从妇幼系统采集产妇的信息，与严重精神障碍患者信息对比，如果产妇是严重精神障碍患者，则把产妇信息同步至精神卫生防治管理系统中。

2．业务流程（如图 9-42 所示）

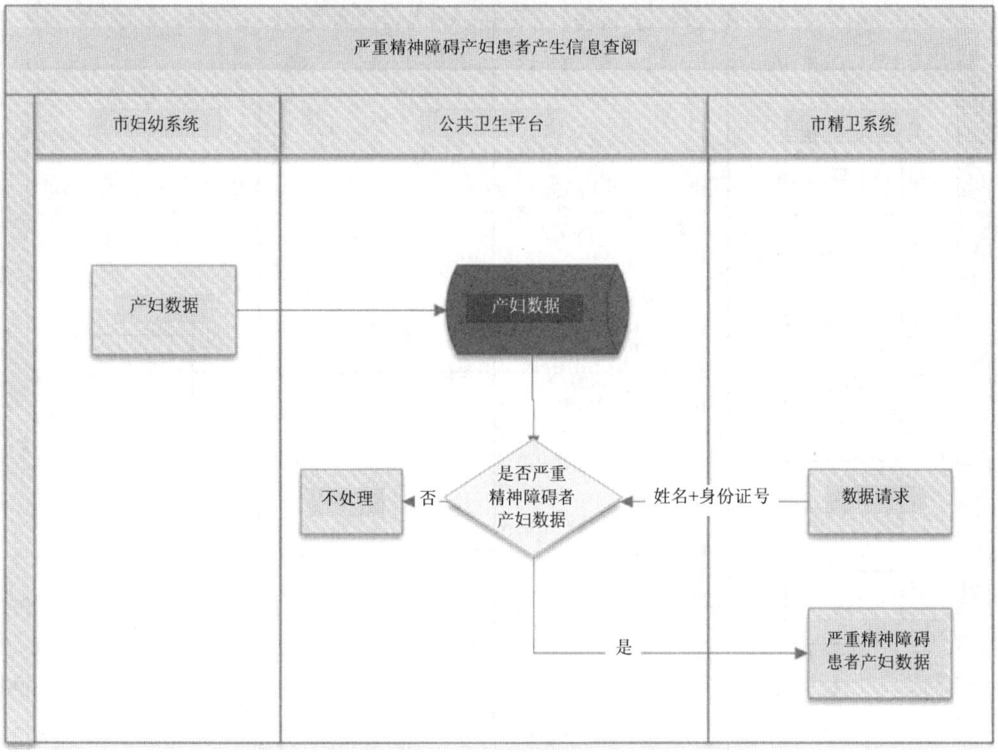

严重精神障碍产妇患者产生信息查阅

市妇幼系统

公共卫生平台

市精卫系统

产妇数据

产妇数据

是否严重精神障碍者产妇数据

不处理

否

姓名+身份证号

数据请求

是

严重精神障碍患者产妇数据

图 9-42　严重精神障碍产妇信息调阅

二、精神病防治与外部协同

1．业务概述

公共卫生平台将以下相应信息同步至精神卫生防治管理系统。

（1）从残联系统获取的严重精神障碍患者精神残疾证信息。

（2）从民政系统获取的严重精神障碍患者低收入、低保、贫困救助信息。

（3）从政法系统获取的严重精神障碍患者民监护人补贴名单信息。

（4）从公安系统获取的严重精神障碍患者失踪、死亡、肇事肇祸信息和严重精神障碍高危人群的随访信息（社区民警走访信息）。

（5）从医疗保障局系统获取的严重精神障碍患者大病医保名单信息、长期医保名单信息、其他医保信息。

2．业务流程（如图 9-43 所示）

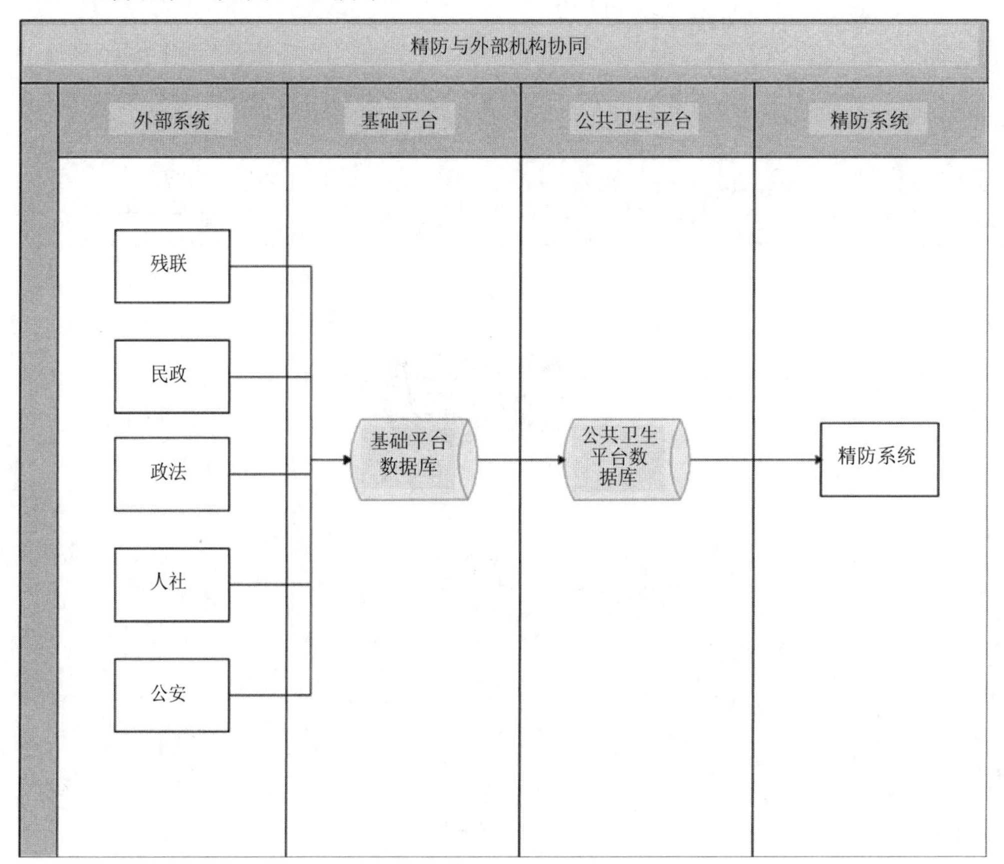

图 9-43　精防系统与外部机构信息协同流程

第六节　疾控部门业务协同

一、食源性疾病监测管理

（一）业务概述

疾控系统提供具体的需要病种或人群的人员信息，区域全民健康信息平台通过采集到的医院病理信息与疾控系统提供的人员信息对比，如果病理数据属于疾控系统所需要的病理，则把该数据下沉后同步给疾控系统调阅。涉及病种和人员信息如下。

（1）食源性疾病病例诊疗数据，电子病历数据协同。

（2）获取传染病确诊病例诊疗数据、电子病历数据。

（3）获取死亡人员诊疗数据、电子病历数据。

（4）获取 0～18 周岁学生群体。

（二）业务流程（如图 9-44 所示）

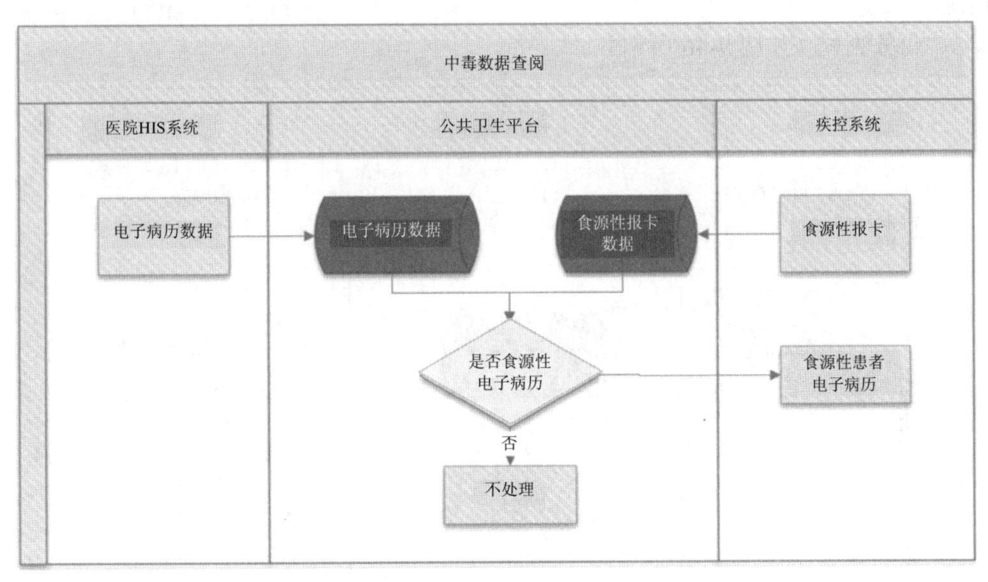

图 9-44　中毒数据调阅流程

二、疾控与慢性病报告卡数据协同

（一）业务概述

将慢性病系统采集的肿瘤报告卡和心脑血管疾病报告卡数据协同至疾控系统。

（二）业务流程（如图 9-45 所示）

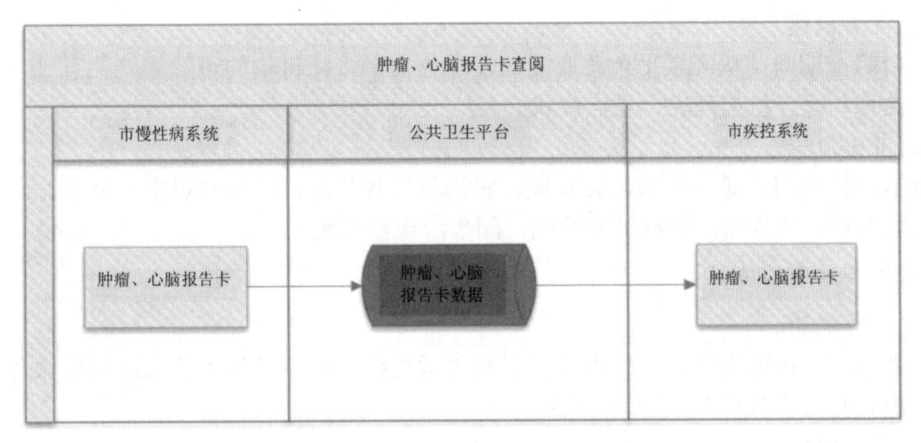

图 9-45　肿瘤、心脑报告卡调阅流程

三、传染病漏报管理

（一）传染病漏报监测

1．业务概述

公共卫生平台从医院 LIS 系统提取实验室诊断结果为阳性的传染病的患者信息，数据下沉后同步至疾控平台。疾控中心定期核对传染病报告卡的真实性和传染病报告卡漏报情况。

2．业务流程（如图 9-46 所示）

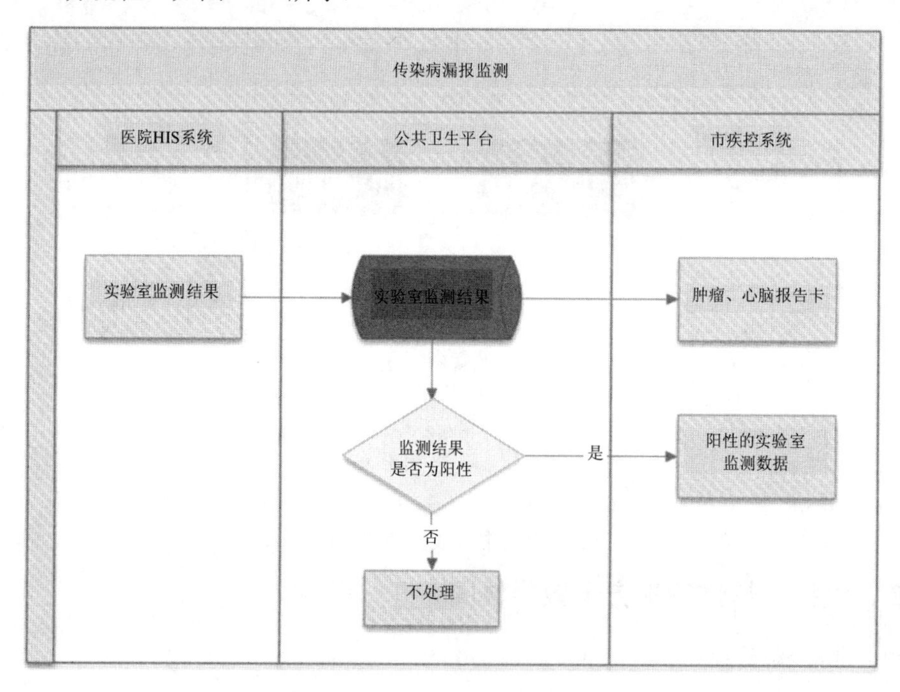

图 9-46　传染病漏报检测流程

（二）获取可疑病例数据

1．业务概述

疫情防控期间，从区域平台获取疫情发生地周围医疗机构的可疑病例信息（包括提供疫情名称、医疗机构列表、重点症状）。

2．业务流程

疫情防控期间，通过症状，如发烧、腹泻等症状信息，由公共卫生平台在出现疫情周边医院的诊疗数据中，筛选疑似病例，同步给疾控系统。

（三）与社康的协同

1．业务概述

患者确定为传染病后，社康中心需要对患者建档，建档是为了后续的随访服务等工作。与患者有密切接触人群的调查情况。

2．业务流程

医院将传染病报告卡数据上报给公共卫生平台后，公共卫生平台在同步给国家系统的同时，发送给社康中心信息系统，由社康中心信息系统建档。

（四）获取边检数据

1．业务概述

从边检系统获取边检数据用于传染病防控、输入性病例分析等。

2．业务流程

由基础平台获取边检系统相关信息，公共卫生平台与基础平台对接获取信息后，同步给疾控系统。

四、死因漏报管理

（一）业务概述

从区域平台获取死亡病例病案首页信息，注明死亡的病例就诊住院记录，用于死因漏报调查。

（二）业务流程（如图 9-47 所示）

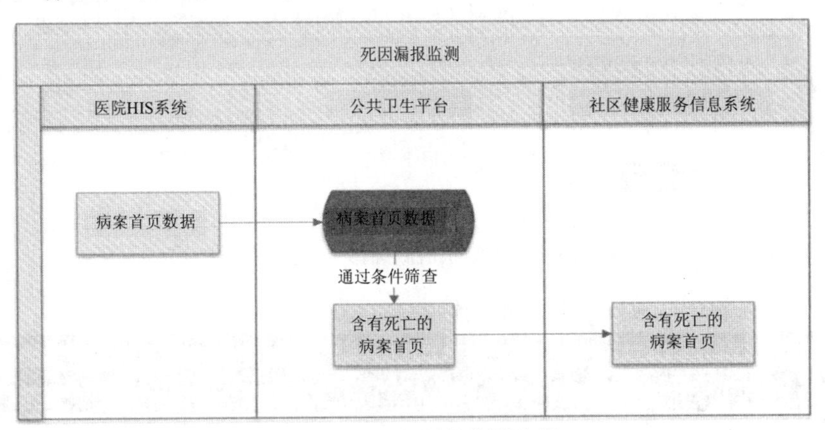

图 9-47 死亡漏报监测流程

五、学生健康监测管理

（一）业务概述

现在针对学生群体的疫情监测，传染病防治信息和学生卫生信息未完全互通，学生发症传染性疫情之后，在医院完成诊断，然后在请假或者在上学入校过程中被校医或者班主任发现，才会通过学校症状监测系统上报。这种流程基础上，疫情发现和监测通知会有一定的滞后。现在针对以上情况，为加强学生传染病疫情的防治工作，从信息系统层面提出四个场景的应用设计。

（1）学生传染病确诊报告卡病例信息与学生卫生系统的同步。

（2）学生传染病医院诊断未报告卡信息与学生卫生系统的同步。

（3）学生异常症状信息上报后，后续医院诊断信息的同步跟进。

（4）学生聚集性疫情事件的预警、确认和跟踪。

（二）业务流程

1．学生传染病确诊病例监测管理

已经在医院确诊为传染病，并做了传染病报告卡的学生病例信息，由传染病报告卡系统同步给学生卫生系统，及时通知校医和班主任做跟进处理。相关病例学生的基本信息（联系方式，监护人信息）等匹配异常时，由公共卫生平台提供全员人口库的信息支撑，实现信息同步。学生症状监测确诊个案处理流程如图 9-48 所示。

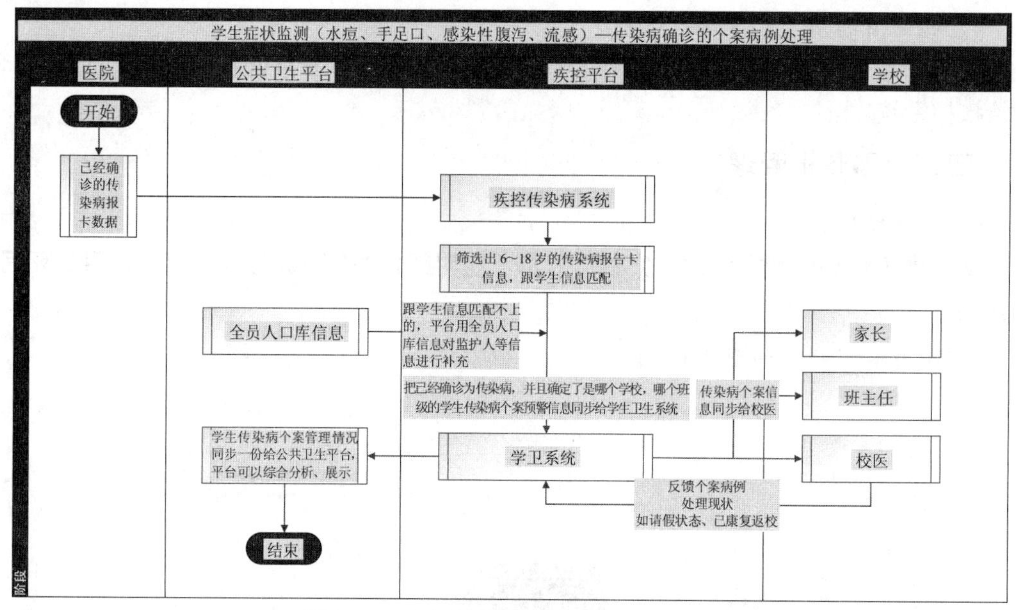

图 9-48　学生症状监测确诊个案处理流程

2．学生传染病医院诊断未报告卡病例监测管理

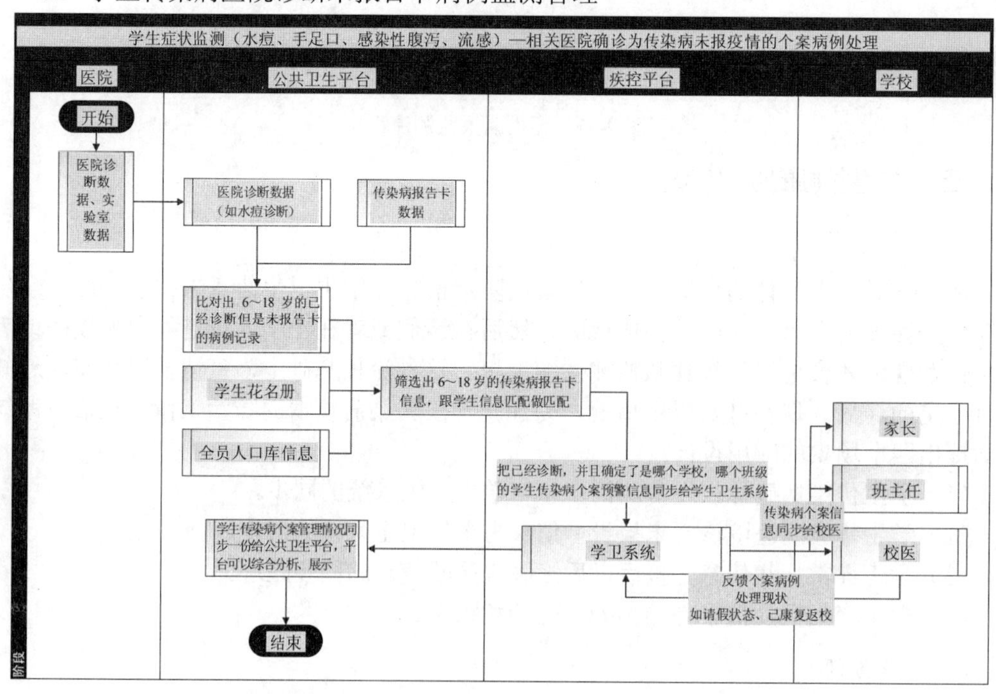

图 9-49　学生症状监测未上报传染病个案处理流程

学生人群在医院诊断为传染病之后，由于漏报或者非法定传染病（如水痘）可能存在未做传染病报告卡的情况。针对这部分人群，公共卫生平台先从基础平台诊疗信息中，筛选出 6～18 岁的人群，并诊断为相关传染性病的病例。诊疗的基本信息跟学生花名册以及全员人口库比对，确认该病例人员的学校、班级、联系方式等信息，并同步给疾控

平台和学生卫生系统。学生症状监测未上报传染病个案处理流程如图 9-49 所示。

3．学生异常症状监测信息的跟进

学生症状在学校首次发现，或由请假信息发现异常症状，还未就诊，学校校医发现并在学生卫生系统上报了异常症状监测信息。平台及时把该学生近期的医院诊断病例信息同步给学生卫生系统，让校医对发现的症状做进一步跟进处置。学生症状监测学校处理流程如图 9-50 所示。

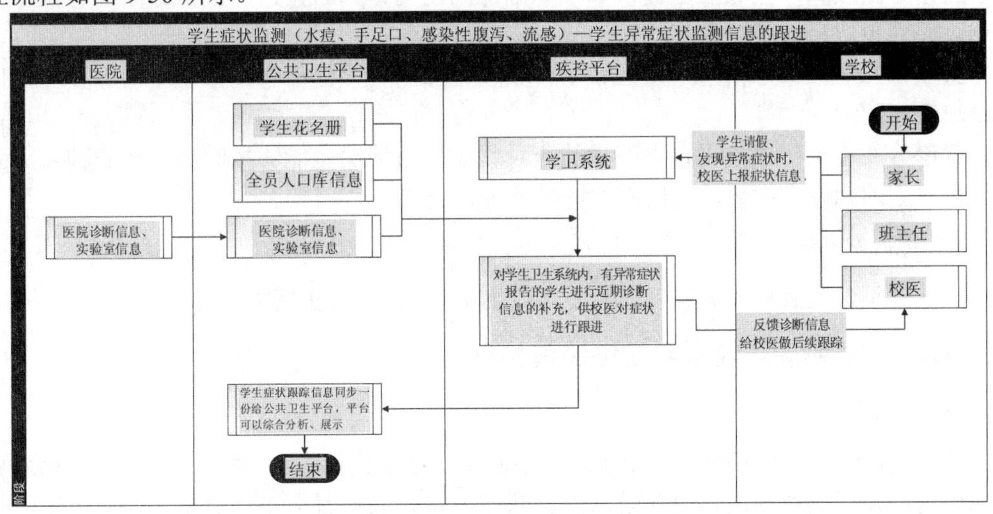

图 9-50　学生症状监测学校处理流程

4．学生聚集性疫情监测

结合以上的病例报告信息，学生卫生系统发现聚集性可能时，及时生成聚集性事件预警，由校医核实。核实之后相关信息同步给区疾控和公共卫生平台，做后续聚集性疫情处置的跟进。学生聚集性疫情监测处理流程，如图 9-51 所示。

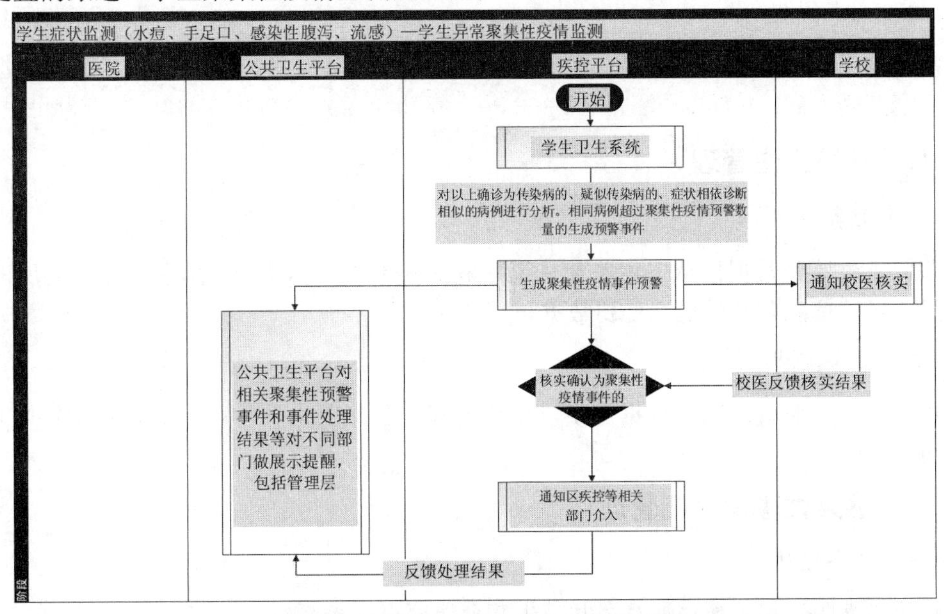

图 9-51　学校聚集性疫情监测处理流程

六、症状、疾病监测管理

（一）业务概述

症状医院和社康门诊数据：从区域平台获取可疑传染病数据，用于和审核后传染病数据比较，以便漏报调查的线上跟踪。

门诊诊断接口：区域平台提供基于基础协同的门诊诊断接口，根据诊断信息做预警查询，并同步信息给疾控系统。

获取特殊病种诊疗信息：从区域平台获取特殊病种诊疗信息，如，甲状腺异常，用于碘缺乏病防治。

就诊分布查询：通过平台调阅功能查看就诊分布情况，能够按时间，按病种发病人数，按科室的就诊人次数，按机构、按区县进行查询。

（二）业务流程

从基础平台获取相关数据后，经公共卫生平台同步至疾控系统。

七、疾控实验室数据与卫生监督协同

（一）业务概述

开放接口给卫生监督调用，用于联合检测工作；根据标本号调用，或根据单位编码、名称调用；包括场所检测信息（游泳池、超市），食品监督信息；食品、公共卫生、传染病样本基本信息在疾控平台维护更新，样品 ID 平台统一编码后同步至各单位 LIS，提供基于 ID 的样本基本信息调用和检验结果标准化回传[需求：将包括场所监测信息（游泳池、超市），食品监督信息等实验室标本监测数据同步给卫监。根据标本号调用，或者根据单位编码、名称调用]。

（二）业务流程

疾控与卫监之间的数据交换，条线系统分别与公共卫生平台开发接口，数据经公共卫生平台互转。

八、环境卫生管理

（一）业务概述

获取卫生监督数据：从卫生监督系统获取抽样单位名称及相关信息、相关场所的基本信息、经营信息和监督执法处罚数据。

（二）业务流程

疾控与卫生监督之间的数据交换，系统分别与公共卫生平台对接，数据经公共卫生平台协同。

九、感染性腹泻监测管理

（一）业务概述

将感染性腹泻相关数据通过公共卫生平台协同至疾控系统。

（二）业务流程

公共卫生平台从区域全民健康信息平台获取感染性腹泻相关数据协同至疾控系统。

十、原虫、病毒检测管理

（一）业务概述

原虫、病毒检测管理包括感染性腹泻、寄生虫个案筛查、登革热、基孔、寨卡等业务数据通过公共卫生平台协同至疾控系统。

（二）业务流程

公共卫生平台从区域全民健康信息平台获取相关数据协同至疾控系统。

十一、登革热疫情监测

（一）业务概述

公共卫生平台支持对登革热疫情的病例搜索和疑似病例筛查，对有确诊病例的疫情点周边的医院，公共卫生平台整合平台收集的医疗数据按照症状+实验室信息的规则，对疑似病例进行搜索，并将疑似病例同步给疾控平台。

同时，公共卫生平台结合登革热的发病信息、虫媒密度信息等，对登革热发病的地区分布、虫媒密度分布等做分析展示。给虫媒、爱卫办等不同科室部门参考，为防控工作提供信息支持。

（二）业务流程（如图 9-52 所示）

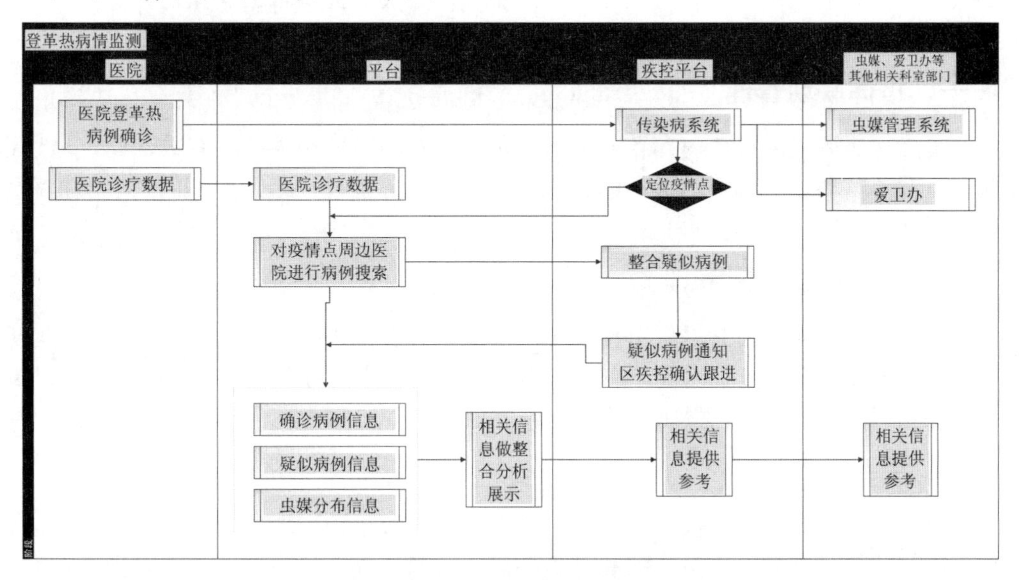

图 9-52　登革热病监测

十二、气象环境数据

（一）业务概述

支持高温热浪预警、病媒消长分析用于分析疾病与气候的关系。

（二）业务流程

全民健康信息平台从市级相关部门获得相关信息后，公共卫生平台对接同步给疾控系统。

十三、边检协同

（一）业务概述

体温异常人员，输入性疫情的协同、航班、轮渡、出国史；联防联控。提供乘客是否传染病病人查询；待调研确认；边检测体温，输入性疫情的协同；把此边检数据同步给疾控平台。疾控中心跟时下的疫情情况信息比对。

（二）业务流程

获取边检相关信息，由公共卫生平台与全民健康信息平台对接后，协同至疾控系统。

第七节　公共卫生指挥调度协同

实现重点疾病、重点场所、重点人群和多因素、多部门、多病种等的指挥调度协同，为公共卫生指挥调度协同、联防联控、应急指挥联合会商提供辅助决策的信息服务、决策依据和分析手段。

一、指挥联动管理

负责指挥协调卫生系统内部各业务条线单位以及与事件相关的各有关部门，通过指挥联动、业务联动、信息联动等不同手段，实现跨业务条线、跨管理部门的统一指挥或协同指挥。

二、应急资源调配管理

资源调配是在突发公共卫生事件发生后，对应急资源进行调配的功能，包括对应急专家、应急医疗机构、应急床位、应急药品的调配以及通过对现有 120 系统及血站系统的分析对相应急救车辆、急救血液资源的调配。

三、会商管理

会商管理是指挥调度的核心功能之一。会商管理通过调用现场会议系统、视频会议终端、决策的信息服务、决策依据和分析手段，实现远程会议协同。会商管理通过专题分析、数据挖掘与综合展示等模块，获取疫情、资源等多方面信息的可视化展示与分析，并对多方面会商信息传送的支持，利用数据挖掘与分析功能，对现有数据进行深入的分析和趋势预测，结合应急处置情况，对预案效果进行一定程度的模拟和估计，对疫情和事件做到早期探测预警。

四、事件评估

事件评估通过建立结构化和非结构化的特征描述，当突发事件发生时，在对事件进行报告的同时，需要根据已有的事件评估体系和评估标准，结合当前事件的各种资料数据对突发事件进行评估，划定事件级别，实现事件的定位、影响范围分析、资源分析（医院、消防队伍、应急物资的定位以及资源相关信息），经核实后向相应部门提出预案启动建议，按预先准备的应急方案进行应对。同时，在事件结束后通过对事件进行总结和分析，不断完善和丰富对事件的特征管理，为下一次突发事件的评估提供更准确、全面的依据。

第八节　全民健康信息平台与市平台数据协同

对于公共卫生信息管理平台需要的医疗服务数据，公安、民政、社保等政府部门的数据，公共卫生信息管理平台将数据需求统一汇聚提交全民健康信息平台，由全民健康信息平台与外部数据进行交互，再同步至公共卫生信息管理平台。

第十章　公共卫生管理展示系统

第一节　功 能 需 求

为满足卫生管理层宏观概括了解公共卫生业务全貌的要求，为满足市级管理处室要求，提供通过 GIS、三维可视化等技术手段综合呈现各项公共卫生业务关键指标的展示，动态更新指标状况，及时揭示异常情况。

公共卫生管理展示系统要求针对不同管理层级（包括领导层、行政管理部门、业务部门等）、不同用户角色（包括权限分类、业务分类、服务对象等），不同展现介质（手机、PC、大屏、PAD 等）以及不同的技术实现方式（包括微信、公众号、移动终端、小程序等）。

第二节　总 体 结 构

公共卫生管理展示的总体结构包括公共卫生业务协同信息综合展示、公共卫生项目管理指标综合展示、公共卫生监测情况综合展示、公共卫生突发公共卫生事件展示、公共卫生资源综合展示。

（1）公共卫生业务协同信息综合展示：公共卫生报告卡数量和协同完成情况等。

（2）公共卫生项目管理指标综合展示：指标完成数量统计分析等。

（3）公共卫生监测情况综合展示：学生聚集性疫情监测展示和登革热发病情况展示等。

（4）公共卫生突发公共卫生事件展示：事件信息和处置情况等。

（5）公共卫生资源综合展示：人员信息，机构信息和物资信息等。

公共卫生管理展示的总体结构图如图 10-1 所示。

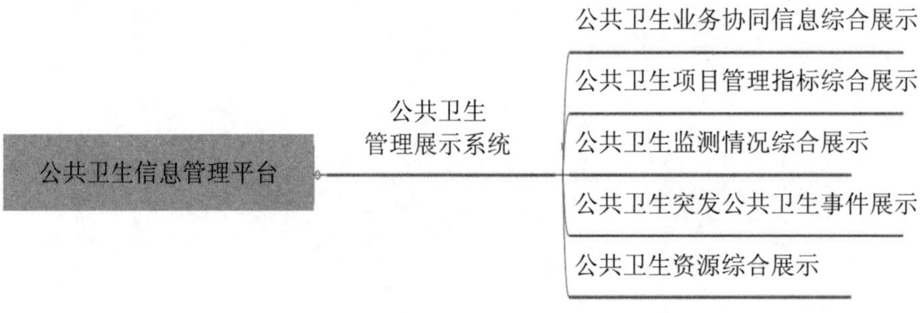

公共卫生信息管理平台
公共卫生管理展示系统
公共卫生业务协同信息综合展示
公共卫生项目管理指标综合展示
公共卫生监测情况综合展示
公共卫生突发公共卫生事件展示
公共卫生资源综合展示

图 10-1　公共卫生管理展示系统总体结构

第三节　公共卫生管理业务展示

（1）对业务处室关注的内容，按业务条线、人群、病种、区域等进行展示。

（2）首页按健康概览、疾病预防控制、健康卫生服务等模块以图表的形式展示，可按年度、月度、时间段、区域、医疗机构等进行查询和统计。页面的每个模块都可根据这个查询条件自动统计各个指标的内容，对每个模块的数据，当鼠标移到当前图形上时会显示具体的数据。

（3）针对健康档案、妇幼保健、儿童保健、高血压管理、糖尿病管理等具体项目，建立单独页面进行详细展示，并可进行查询和统计等功能。对每个模块的数据，当鼠标移到当前图形上时会显示具体的数据。

第四节　GIS 应用展示

地理信息系统（Geographic Information System 简称 GIS）是一项以计算机为基础的新兴技术，围绕着这项技术的研究、开发和应用形成了一门交叉性、边缘性的学科。地理信息系统与其他信息系统的主要区别在于其存储和处理的信息是经过地理编码的，地理位置及与该位置有关的地物属性信息成为信息检索的重要部分。在地理信息系统中，现实世界被表达成一系列的地理要素和地理现象，这些地理特征至少由空间位置参考信息和非位置信息两个组成部分。地理信息系统的定义是由两个部分组成的。一方面，地理信息系统是一门学科，是描述、存储、分析和输出空间信息的理论和方法的一门新兴的交叉学科；另一方面，地理信息系统是一个技术系统，是以地理空间数据库为基础，采用地理模型分析方法，适时提供多种空间和动态的地理信息，为地理研究和地理决策服务的计算机技术系统。

地理信息系统具有以下三个方面的特征。

（1）具有采集、管理、分析和输出多种地理信息的能力，具有空间性和动态性。

（2）由计算机系统支持进行空间地理数据管理，并由计算机程序模拟常规的或专门的地理分析方法，作用于空间数据，产生有用信息，完成人类难以完成的任务。

（3）计算机系统的支持是地理信息系统的重要特征，因而使地理信息系统能以快速、精确、综合地对复杂的地理系统进行空间定位和过程动态分析。

地理信息系统的外观表现为计算机软硬件系统；其内涵却是由计算机程序和地理数据组织而成的地理空间信息模型。当具有一定地学知识的用户使用地理信息系统时，他所面对的数据不再是毫无意义的，而是把客观世界抽象为模型化的空间数据，用户可以按应用的目的观测这个现实世界模型的各个方面的内容，取得自然过程的分析和预测的信息，用于管理和决策，这就是地理信息系统的意义。

一个逻辑缩小的、高度信息化的地理系统，从视觉、计量和逻辑上对地理系统在功能方面进行模拟，信息的流动以及信息流动的结果完全由计算机程序的运行和数据的变换来仿真。决策者可以在地理信息系统支持下提取地理系统各不同侧面、不同层次的空间和时间特征，也可以快速地模拟自然过程或事件的演变或思维过程的结果，取得地理预测或“实验”的结果，选择优化方案，用于管理与决策。地理信息系统技术在我国已经广泛应用，并且逐步形成为一门新兴的信息产业，目前已成功地应用各个领域。

在公共卫生管理展示系统中，绝大多数数据都和位置有密切的关系，如传染源在城市的分布、传染链的走向、所有医院的信息等。采用过去传统的二维表格方式仅能对上述信息进行粗略的查询和浏览，但很容易忽略隐藏在这些数据之后的深一层含义，而这些被忽略的因素却能为公众人员和领导提供科学的决策支持，因此，地理信息系统在应急反应系统中可以起到关键的作用。

在公共卫生管理展示系统中，数据仓库为核心内容，由数据库管理系统管理、维护、更新数据，硬件和系统软件为系统的外壳与内壳，应用人员与组织机构为系统的各级用户。

一、GIS 应用展示架构

在软件的体系结构上，地理信息平台采用三层软件体系架构（Three-Tier Software Architecture），将整个 GIS 平台结构划分为数据层、应用逻辑层和表现层。

（一）数据层

数据层对应于架构中的基础信息层，主要实现基于地理信息系统的空间数据采集、传输、存储、管理等功能。数据层分为数据库和数据维护两个部分。数据层通过上层的业务逻辑层向表现层提供高级的综合信息服务和决策支持信息。由于数据层综合存储了各种来源和用途的业务数据和决策支持信息，同时数据平台层所提供的数据还是经过了标准化、规格化的整合数据，所以不但可以打破信息孤岛，而且可以实现信息的跨部门、跨业务、跨地区和跨时间的横向和纵向信息整合的功能。

1．数据库

数据库结合空间数据引擎 Arc SDE，采用统一的关系型数据库进行存储和管理。数据库存储的数据包括矢量数据库、专题图件数据库、遥感影像数据库、多媒体数据库、卫生应急属性数据库及元数据库。卫生应急属性数据库包含提供突发公共卫生事件应急的各业务条线数据，如疾控、卫监、妇幼、120 等，丰富的业务数据将为 GIS 展示提供广阔的数据基础。

2．数据维护

数据维护是利用各种专业工具进行空间数据的采集、加工、数据质检、数据匹配、数据输出等工作。

（二）应用逻辑层

GIS 的应用逻辑层位于数据层之上，是整个系统各个模块实现集成的关键和基础。其主要作用是封装业务逻辑和对 GIS 数据库的访问，通过接口服务的方式向应急指挥系统中的其他功能模块提供 GIS 支持。应用逻辑层可划分为公用数据接口和专业服务接口两个部分。

1．公用数据接口

数据接口层利用灵活的方式与数据库管理系统连接，通过连接管理数据，能为下一层提供基本的数据组织形式。各类输入数据的处理、各类空间查询（分层检索、定位检索、区域检索、条件检索、空间关系检索等）属于此层。公共数据接口能屏蔽数据格式及其访问技术。当数据库格式发生改变时，只对该层做相应的改动即可。

公用数据接口还包括一些统一的 GIS 功能，这些功能是在不考虑应用的基础上，抽象出一些地理信息系统的基本、通用的功能，为上一层提供通用的功能模块，地图检索、地图量算、缓冲区分析、空间分析、DEM 分析、网络分析、图层叠置分析等应属于此层。

2．专业服务接口

在公用数据接口的基础上，针对应急指挥系统的需求开发的各种地图服务，包括模型库管理、专业模型研究、专题分析、空间查询设定、空间定位等。此层作为 GIS 的核心部分，成员对象有良好的扩充性、稳定性，便于功能的扩充和与表示层的对接。

（三）表示层

表示层位于整个系统的最上层，为系统的最终用户提供服务，是用户使用公共卫生平台的界面接口。它通过可视化的用户界面收集用户的输入信息，然后向服务器端发送请求。服务器端根据需要发来的请求，调用相应的应用逻辑组件处理用户的请求，然后向用户显示请求的结果。所有的地图表现界面，文本、报表等业务信息都是通过浏览器来提供，整个客户端软件风格也遵循于 Web 界面风格，兼顾用户的计算机使用习惯及专业应用要求。

表示层也对应于总体框架中的决策支持层，可以为决策支持系统提供 GIS 空间查询、空间分析、网络分析等支持，如接处警管理、医疗分布管理及调度、疫情分布、疫情趋势分析、隔离区管理等。

二、系统功能

（一）GIS 基础数据管理维护

基础数据维护模块的主要功能是负责对整个系统运行所需的各种来源的空间数据进行采集、转换、入库、编辑、分析以及打印制图等，是整个平台的基础地理数据维护平台。基础数据维护子系统在整个系统平台中起到一个数据中转站的作用。

（二）GIS 基础操作功能

地图操作：提供给用户方便的对地图进行浏览的各项功能，包括地图的放大、缩小、漫游、全景、前一视图、后一视图功能。

地图量算：提供功能为用户指定的任意多个点进行折线距离量算；同时可针对任意选定的区域（多边形）面积进行面积和周长的量算操作。

图层控制：通过图层设置，灵活地控制当前地图窗口中图层的叠加顺序、可见性等信息，查询相关行政区划、道路、河流、绿地、医院、药店等各类信息在地图上的位置，在地图上清晰直观地展示各图层的分布情况。

（三）专业应用分析

基于区域卫生数据中心的基础上进行高级 GIS 分析的专用模块，主要运行在客户端机器上，后台服务器主要起数据提供的作用，充分发挥组件式 GIS 强大的空间分析和画图功能，既保证 GIS 功能的发挥，又保证 GIS 与 MIS 系统的无缝集成。

（四）GIS 网络应用展示模块

GIS 网络应用展示模块主要包括地图动态标绘、空间分布、空间查询、空间分析、网络分析、GIS 专题分析以及疫情趋势分析。

第十一章　系 统 安 全

第一节　系统安全概述

公共卫生信息管理平台的信息基本属于内部使用的信息，同时未来系统将直接面向互联网环境下部署，系统的安全保障体系十分重要。要防止入侵者利用通信协议和网络设备存在的一些安全隐患，通过网络实施攻击，保证网络的安全；需要建立数据库安全保障措施，防止硬件故障、自然灾害以及未知病毒感染可能导致的数据破坏和丢失；需要解决横跨多种平台、不同版本、不同种类操作系统的电子政务应用系统安全；需要实行严密的权限控制机制，防止用户越权操作，防范假冒合法用户非法访问等，系统访问权限控制到模块、表单、字段和角色级别。

在系统建设过程中要逐步完善信息化建设管理机制，建立健全各类管理制度和办法，注重信息安全系统建设，保障建设投资，确保网络、系统和数据的安全。

信息系统整体安全架构的建立和实施将涉及整个系统及有关的行政管理、技术管理、前端业务操作等各个层面，因此整个系统的安全建设需要从整体上进行考虑，充分意识可能存在的安全风险，建立起立体的安全防护，同时从管理体制上进行必要的调整以适应整体安全管理策略的需要。

公共卫生信息管理平台将参照网络安全等级保护三级标准进行建设，建设标准如下。

一、配合机房建设与机房管理对系统主机等进行安全加固

（一）环境安全

为确保网络和应用系统的物理安全，建立科学合理的物理安全防范体系，首先应对物理安全保护对象的安全风险等级进行评估，并采取相应的安全防护措施。关键设备工作环境的安全防护可参照国家有关标准实施。

（二）设备安全

对系统中的关键设备（主机、网络设备）采取防盗、防毁、防电磁辐射泄露、防止线路截听、抗电磁干扰及电源保护等方面的安全保护措施，并对关键物理设备制定实体设备访问控制规则，控制对设备的非授权访问。

同时对一般性的设备（特别是一般的用户微机设备），在可能的情况下也应采取必要的物理设备级的控制手段（包括系统自举控制、外围设备控制、IC 卡认证等技术），防止未经授权的用户对个人终端资料的非法访问或破坏。

（三）存储介质安全

对系统中使用的各类磁盘、光盘和磁带等敏感机密或关键的存储介质实施严格的安全管理，按照其内容的重要程度进行安全管理和控制，并对关键存储介质的存储和维护过程进行管理，确保介质中存储信息在保存和使用过程中的安全性。

二、应用系统通过认证、角色与授权等充分考虑信息安全措施和管理工具

（一）界面层权限控制

一般的应用首先需要通过界面层的权限控制来限制不同用户对系统的访问，这部分的代码往往比较庞杂。安全平台通过控制菜单、页面 Action 两种元素，达到通过配置（无额外编码）进行权限控制的效果。

（二）服务层权限控制

支持通过配置的方式对服务层的各个方法进行权限控制，以简化应用系统的开发。同样，可以自动注册和发现系统中的服务资源，并且通过 AOP 机制对其中每个方法进行控制。

（三）访问控制接口

部分情况下，应用系统仍然需要通过 API 调用的方式进行访问控制，提供简单的访问控制接口，保证应用系统能够方便地使用接口进行开发。访问控制接口也针对常用需求，提供了一次性判断一组资源权限的能力。由于不同应用系统所在的部署位置可能不一样，因此需要提供 Remoting 或 Web Service 的接口提供给应用系统调用。

三、系统软件（包括操作系统，数据库等）和应用软件等应定期进行完全备份，系统软件配置修改和应用软件的修改应及时备份，并做好相应的记录文档；及时了解系统软件和应用软件厂家公布的软件漏洞并进行更新修正

对关键系统主机设备（数据库服务器，应用服务器）实现 Cluste 结构的双机热备份机制，硬盘采用 Auto Raid 方式。保证系统的 CPU、网卡、硬盘等关键设施无单点故障。

四、应用内加密方式采用国产密码

加密传输（此处指应用级加密传输），顾名思义是用来提供加解密服务的，利用加密传输系统可以获得可靠的端到端加密服务。以保证数据的完整性、防窃取、防抵赖，具体涉及诸如加密、解密、数字签名、密钥对产生、信息摘要、随机数产生等基本安全服务。

采取应用级加密策略不但使用方便，而且可以有效避免因内部管理漏洞而造成的信息泄密等安全事故。

应用级加密策略在提供良好服务的同时，也有较高的性能价格比。如果在较大范围内使用点对点的网络数据加密机，则每个安全通信链路都需要两台设备，而这种网络数

据加密机的价格往往比较昂贵，投入大、管理困难、维护费用高。因此在保证加密强度的前提下，应用级加密可以节省大量资金并简化相应的管理。当然，对于有特殊安全需求的传输链路仍然可以采用网络加密机。

第二节　系统安全体系架构

从信息系统的体系结构来看，信息系统安全体系应该是一个多层次、多方面的结构，如图 11-1 所示。

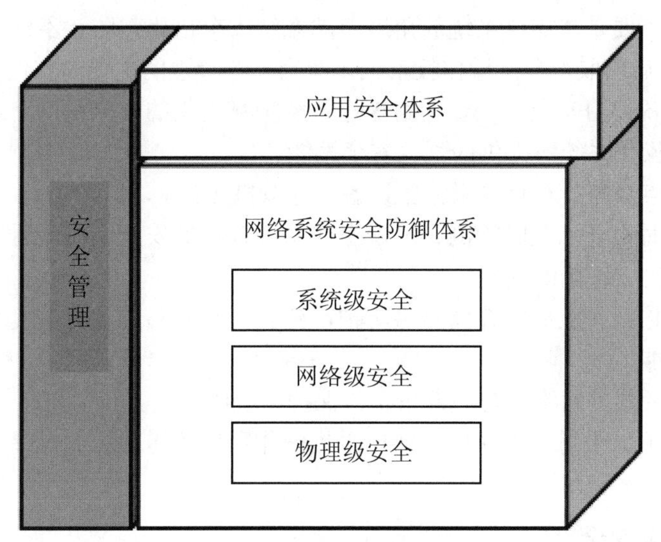

图 11-1　整体安全架构模型示意图

从安全结构模型可以看出，该安全架构主要分为网络系统安全防御体系、应用安全体系和贯彻安全管理始终的安全管理体系。其中网络系统安全防御体系是一个最基本的安全体系，主要从物理级、网络级、系统级几个层次采取一系列统一的安全措施，构建一个网络系统的安全防御体系，为系统的所有应用提供一个基础的、安全的网络系统运行环境。

一、物理级安全

物理级安全主要保证系统内部关键设备、存储介质的物理运行环境安全，确保设备能正常工作。物理级安全管理的主要内容包括以下方面。

（1）建立一个符合机房设计规范的运行环境。

（2）设立物理屏障，通过门禁、安全制度等技术和管理措施保证机房的安全性。

（3）将脱机保存的存储介质存放在一个安全可靠的场所。

二、网络级安全

提供对系统内部网络系统、广域网连接和拨号访问网络的运行安全保障，确保各类应用系统能在统一的网络安全平台上可靠地运作。网络级安全管理的主要内容包括以下方面。

（1）网段隔离，利用物理隔离、逻辑隔离等手段对网络进行子网划分。

（2）对网络设备，如路由器等的安全管理，保证网络的正常运行。

（3）对拨号网络的安全管理，实现对拨号用户的安全控制。

（4）配置防火墙，保证内部网的边界安全。

（5）关键网段配置入侵检测系统，监控异常网络访问。

三、系统级安全

系统级安全主要是从操作系统的角度考虑系统安全措施，防止不法分子利用操作系统的一些 BUG、后门取得非法操作权限。系统级安全管理的主要内容包括以下方面。

（1）主机设备使用安全：主要利用操作系统本身提供的安全机制，通过科学合理的设置来充分利用操作系统所提供的强大安全性能。

（2）避免单点故障：对重要服务器设备实行双机热备。

（3）漏洞及时修补：及时检测、发现操作系统存在的安全漏洞，对发现的操作系统安全漏洞做出及时、正确的处理。

（4）数据保护：对数据的存储提供防护，建立一套完善的备份制度与应急措施，加强数据的可恢复能力。

（5）防病毒：建立网络化防病毒系统，保护系统的安全。

（6）主机防护：采用专用软件，细化主机操作系统的访问控制，提高操作系统的安全等级。

四、应用级安全

在建设完成一个合格的网络系统安全防御体系后，随着应用系统的壮大、完善，安全要求的提高，逐步规划应用安全体系。以密码技术为基础，建立一个应用级的安全平台，针对系统内各类具体的应用系统统一提供相应的应用级安全保护，包括数据资源的保护和应用系统处理过程的保护。应用级安全主要包括以下方面。

（1）应用审计：负责业务操作行为的记录、分析和管理，它可以使系统管理员更好、更准确地了解和掌握业务系统运行情况，及时发现并解决出现的异常情况，是对传统安全审计系统的有效补充。

（2）用户管理与授权认证：通过用户身份认证系统对用户的身份进行统一管理和认证，对用户的访问请求根据系统运行环境和访问控制策略进行授权，以确定用户对他人资源、网络资源和信息资源的访问权限。

（3）数字证书应用：利用 PKI 技术，保证操作人员的身份真实性，保障数据的完整性。

五、安全管理

系统安全的建设并不是一个简单的单点安全产品安装的过程，一个完整的安全体系是由多种安全措施有机结合，相互协助，提供基础的技术手段，然后依靠安全管理体系来实现真正的安全。因此需要在规划和实施过程中，制定切实有力的安全管理制度，对系统内部的各项安全建设和运行进行统一的规划与实施，并实现技术手段与管理手段的有机结合，“三分技术，七分管理”，确保安全架构的有效实施。

第三节　安全总体策略

安全策略是构架今后用户网络系统安全的核心前提，根据实际组网情况和应用特点提出恰当的安全策略，一个全面的安全策略将指导方案的设计、实施和执行。

一、物理安全策略

通常物理安全主要考虑的是环境、场地和设备的安全，实体设备的访问控制，系统应急处理计划等。作为公共卫生平台，在建设和日常运维中，需要非常注意物理上安全，这也是安全体系的最基本安全，以确保今后系统实施、日常运行有符合环境标准和环境安全。物理安全部分主要包括以下几个方面。

（一）环境安全

关键设备工作环境的安全防护可参照国家有关标准实施。它主要包括空调系统、防静电、电源、接地、计算机场地防火等方面。

（二）设备安全

关键物理设备制定实体设备访问控制规则，控制对设备的非授权访问。

（三）存储介质安全

对关键存储介质的存储和维护过程进行管理，确保介质中存储信息在保存和使用过程中的安全性。

二、信息安全策略

（一）访问控制措施

访问控制信息系统是安全防范和保护的主要策略之一，它是维护网络系统安全、保护网络资源的重要手段。各种安全策略必须相互配合才能真正起到保护作用，但访问控制是保证网络安全最重要的核心策略之一。

1．安全区域划分

网络层面根据接入区域不同、业务功能不同，将网络细化为不同的安全区域，不同区域用户的访问赋予不同权限。

2．限制访问手段

在逻辑上可以将相关的访问服务禁止或制订相关访问策略，从而将用户可能采取的访问手段缩小到可控范围之内。一般均通过防火墙等硬件安全设备实现。

（二）身份鉴别措施

身份鉴别是公共卫生平台在应用层面主要的防范和保护策略之一，它的主要任务是保证核心业务信息系统不被非法访问，必须具有一定的访问控制手段在对用户的身份进行验证之后，才允许用户进入用户端。

（三）密码保护措施

在开放的网络环境中传输，除了需要限制访问手段和身份鉴别，对合法和授权用户自身也需要采取密码保护措施，避免其合法的账号身份被窃取或其访问的私密信息被泄露。

（四）安全审计

安全审计是对网络、主机、操作行为等做一个完整的记录。当违反安全规则的事件发生后，能有效地追查责任和分析原因，必要时还可以为惩罚恶意攻击行为提供必要的技术证据。安全审计策略具体包括以下方面。

（1）安全审计系统保证自身的风险在可承受的范围内。

（2）能够对网络传输中主要活动进行审计。

（3）事件可以被记录与追踪。

（五）操作系统安全措施

系统内重要服务器应采用安全操作系统，或者对其操作系统采取安全加强措施。首先，通过外部漏洞分析系统修复潜在漏洞，通过人工检测关闭非必要服务、优化系统设置安全策略，并为不同业务和用户建立不同权限和账号，分配不用磁盘空间等。其次，部署网络版防病毒系统，杜绝病毒感染。

（六）数据库安全措施

系统内应尽可能使用安全数据库，或者对数据库采取安全加固措施。在数据库建立初期对表、字段、索引、磁盘空间、访问权限等充分考虑安全性要求。

（七）总体边界安全防护

1．明确边界

应根据安全域划分情况，明确各个子系统安全边界，即核心交换区域与接入区域以及 Internet 区域，通过防火墙、VPN 网关等安全设备逻辑隔离。在明确的安全域边界应实施有效的访问控制策略和机制。

2．边界访问规则

安全域之间的数据访问都应通过安全边界完成，包括包过滤、状态检测、行为分析、病毒过滤、身份认证、远程接入等所有行为，必须符合有安全设备制订的相关策略。

3．边界访问控制审计

应对进出系统或安全域的事件通过专用安全审计系统予以审计记录，其内容至少包括时间 / 地点 / 类型 / 主体和结果等情况。

4．入侵监控

（1）应采用相应的工具（如入侵检测系统、日志分析软件等）对系统安全事件进行监控，检测攻击行为并能及时发现系统内非授权使用情况。应集中管理系统内的所有入侵监控设备。

（2）入侵监控系统应予访问控制或流向控制系统联动，以便及时隔离或消除攻击。

（3）应能够及时发现系统的非授权接入行为。

三、应用安全策略

应用安全体系平台策略主要分为三个部分：身份认证基础设施、应用安全管理系统、应用安全中间件。

身份认证基础设施作为应用安全的基础，结合应用安全管理平台以及应用安全中间件，实现整体的应用安全。

四、运行安全策略

为确保网络系统能正常顺利地运行，必须对这类软件进行有效防范，并做好相应的备份和恢复工作，从而保证计算机系统的运行安全。运行安全策略包括以下内容。

（一）备份和恢复

进行备份的原因是尽量在系统崩溃以后能快速简单完全恢复系统的运行，进行有效备份最有效的方法是只备份那些对系统崩溃恢复所必需的数据。系统的主要设备、模块、链路、软件、数据、电源等应有备份。

（二）病毒检测和消除

采用国家有关主管部门批准的查毒、杀毒软件，并及时进行包括服务器和客户端的查毒杀毒和病毒库的更新，制定严格的防病毒制度。

（三）应急响应

1．应急计划和响应策略

（1）应制定文档化、明确的信息系统应急计划和响应策略。

（2）应急计划中应包含发生异常事件（如系统瘫痪或信息的失窃等）、应急响应的基本步骤、基本处理办法和汇报流程。

（3）应制定能够确保应急计划和响应策略正确实施的规章制度。

（4）应定期对应急计划和响应策略进行审查和修正，适时更新应急策略。

2．应急响应培训

（1）应对系统内用户进行有关应急响应的各项知识、技术、技能的培训。

（2）应明确用户在系统应急响应中所担任的角色与责任。

（3）应对系统应急响应进行演练，对演练效果进行评估。

3．事件处理方式

（1）应确定安全事件发生的原因，并及时对系统隐患进行修补。

（2）应对系统的安全隐患或风险进行重新评估，确认安全后，系统方能重新运行；应针对可能发生的安全事件（如病毒破坏、拒绝服务攻击等）以及所造成的对系统的损坏（如数据篡改、系统瘫痪等），制定并采取相应的应急响应和补救措施。

（3）应对事件类型、发生原因、影响范围、补救措施和最终结果等进行详细记录。

4．运行管理

（1）应制定能够确保系统运行管理策略正确实施的规章制度。

（2）应加强系统配置的管理，系统配置变更应经过相关人员的认可和同意，并对操作进行安全审计和变更后对系统所造成的影响进行分析。

（3）应加强设备接入管理，控制违规接入设备对系统资源的访问，并进行安全审计。

（4）应对用户按最小授权原则进行权限划分。

（5）系统内配置管理权限应与安全审计权限分开。

5．安全管理策略

（1）确定安全管理等级。

（2）确定安全管理范围。

（3）制定人员管理制度。

（4）制订有关操作规程。

（5）制订安全事故报告流程。

（6）应急措施等。